図解オールカラー

いちばん親切な

モニター心電図の読み方

新版

〈監修〉池田 隆徳
東邦大学医学部教授
東邦大学医療センター大森病院循環器センター長

新星出版社

はじめに

講演会や勉強会などで、看護師を含めたメディカルプロフェッショナルの方々に心電図の話をする機会が時々あります。その場で内容に関して質問を受けることはありませんが、あとで決まって聞かれることがあります。それは、「先生、心電図を読めるようになるにはどうすればいいのですか？」ということです。

自分が講演した内容が難しすぎたのかと自己嫌悪に陥ることもありますが、彼ら・彼女らが聞いた意図はそうではなさそうです。検査の“いろは”の“い”である心電図を理解できるようになるには、どうすればよいかと思って聞いたのだと察します。

心電図がわかるようになるには、まずは心電図に興味を抱くことです。好きこそものの上手なれと昔からよく言いますが、「心電図は面白い」と自分に暗示をかけて、心電図の扉を開けてください。そして、一歩進むと、非常に多くの面白さを秘めた世界がこの心電図には広がっています。

最初に取りかかるのは、看護師であればモニター心電図です。そこできっかけをつかめばあとは簡単です。心電図は考え方によって、いくつかの解釈ができることに気づきます。心電図とは、そのような学問です。

この度、看護学生、新人看護師、メディカルプロフェッショナルの方々に向けて、モニター心電図の大切さ、学ぶ際のポイント、現場に入るにあたっての心がけを伝える、こうした役割を果たす入門書の発刊を企画しました。はじめて心電図について勉強する人向けのテキストです。

まずは基礎のキからスタートし、心電図の解説を行うことにしました。図解は親しみやすいタッチのイラストを用い、各所にやさしい雰囲気のマンガを入れ、心電図のポイントをつかみやすいように工夫しました。気軽に本書を読んでいただき、ぜひみなさんが心電図を好きになっていただければ企画した者として本望です。

東邦大学 教授　池《いけ》田《だ》隆徳《たかのり》

CONTENTS

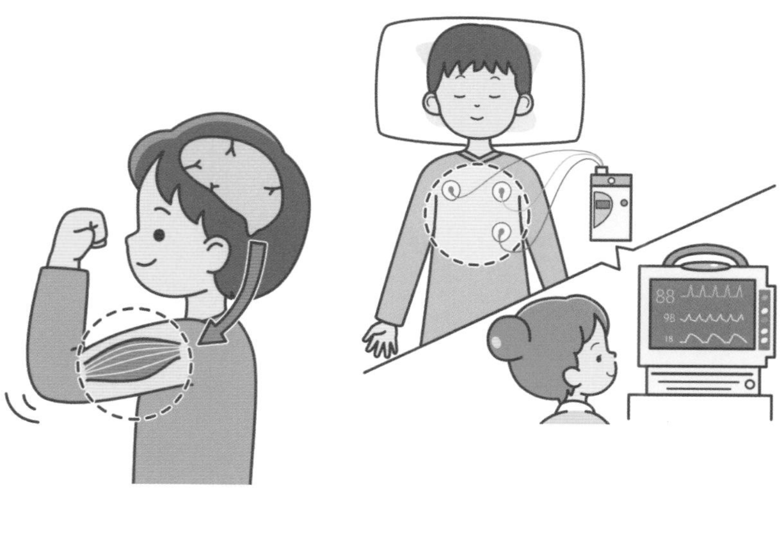

Part 2

波形の見方

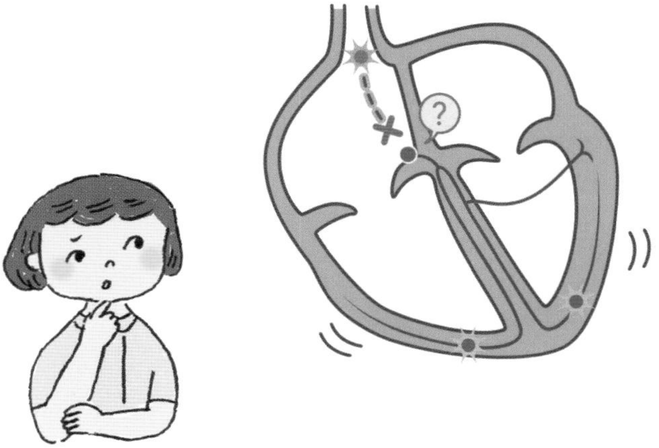

Part 3

不整脈の心電図

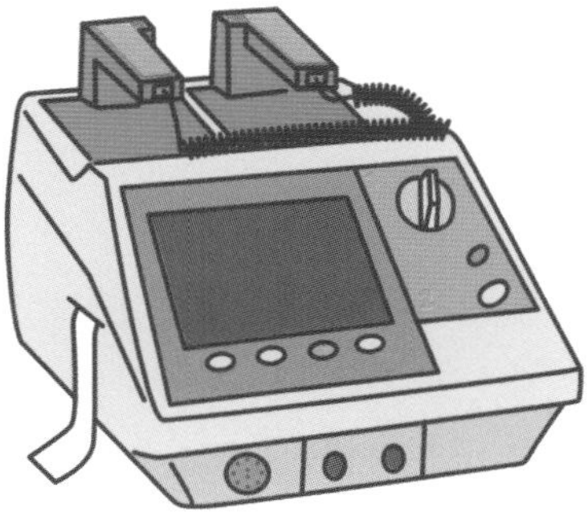

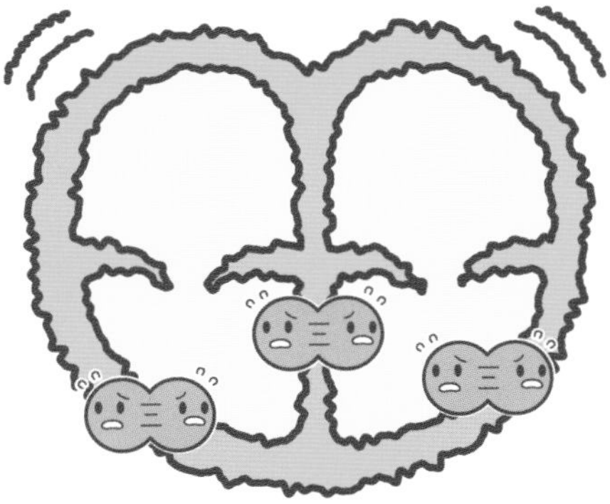

Part 4

12誘導心電図でわかる心疾患

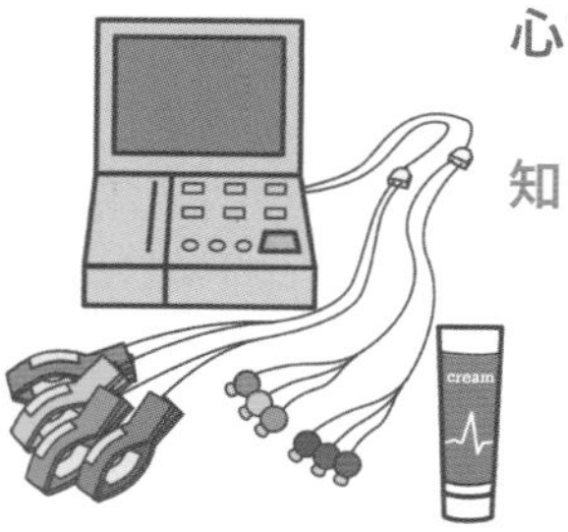

Part
1

モニター心電図の基本

モニター心電図とは、心臓が興奮するときの電気活動を体表面でキャッチし、波形で表すものです。心電図で描き出される波形の意味を理解するために、まずは心臓の構造とはたらきを理解しましょう。

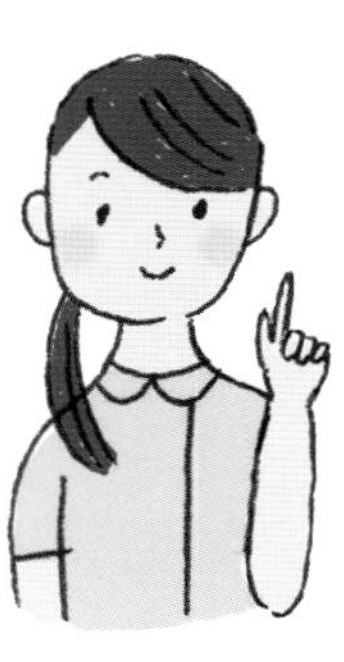

第1話｜心電図って、なんだろう？

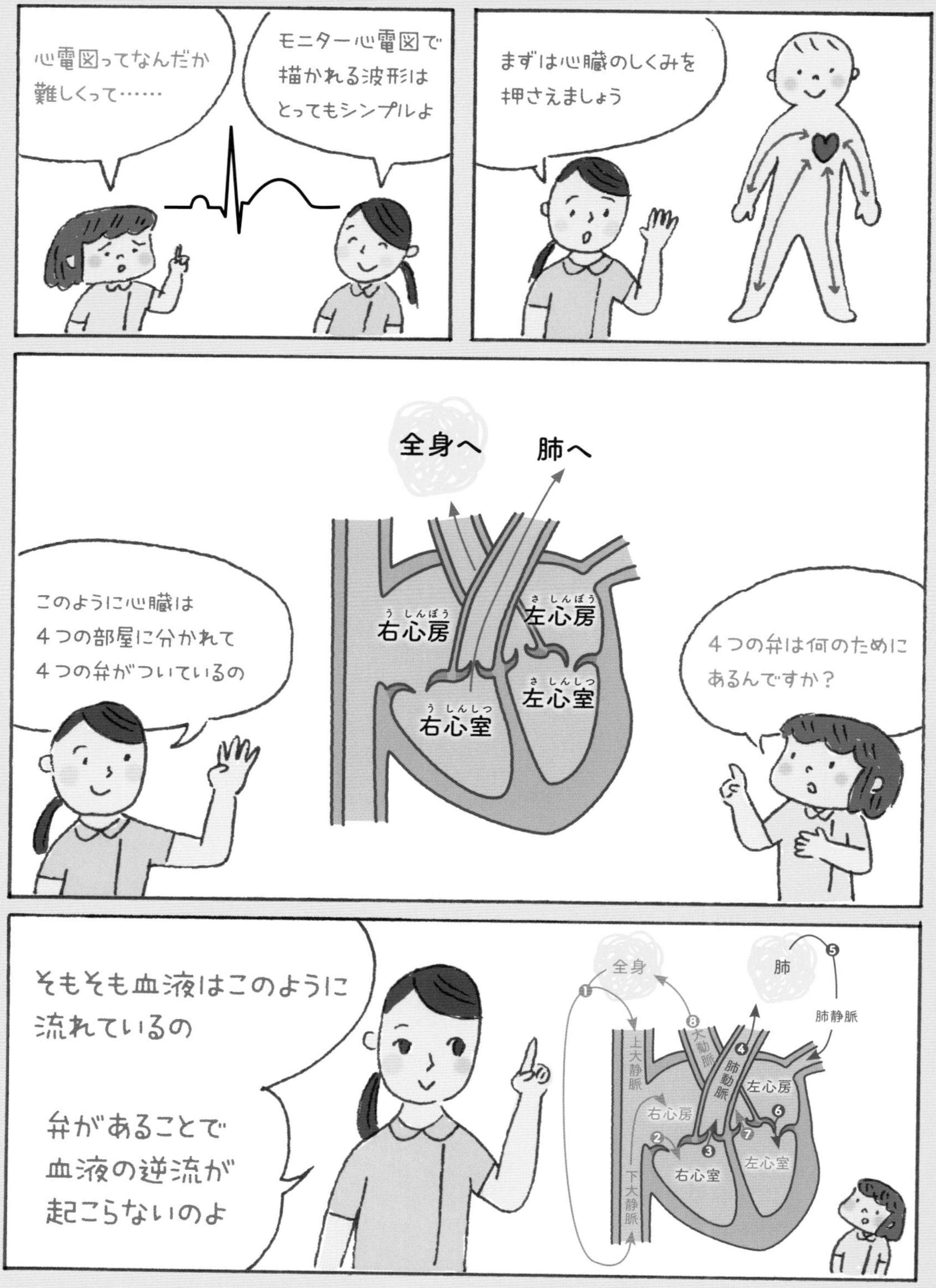

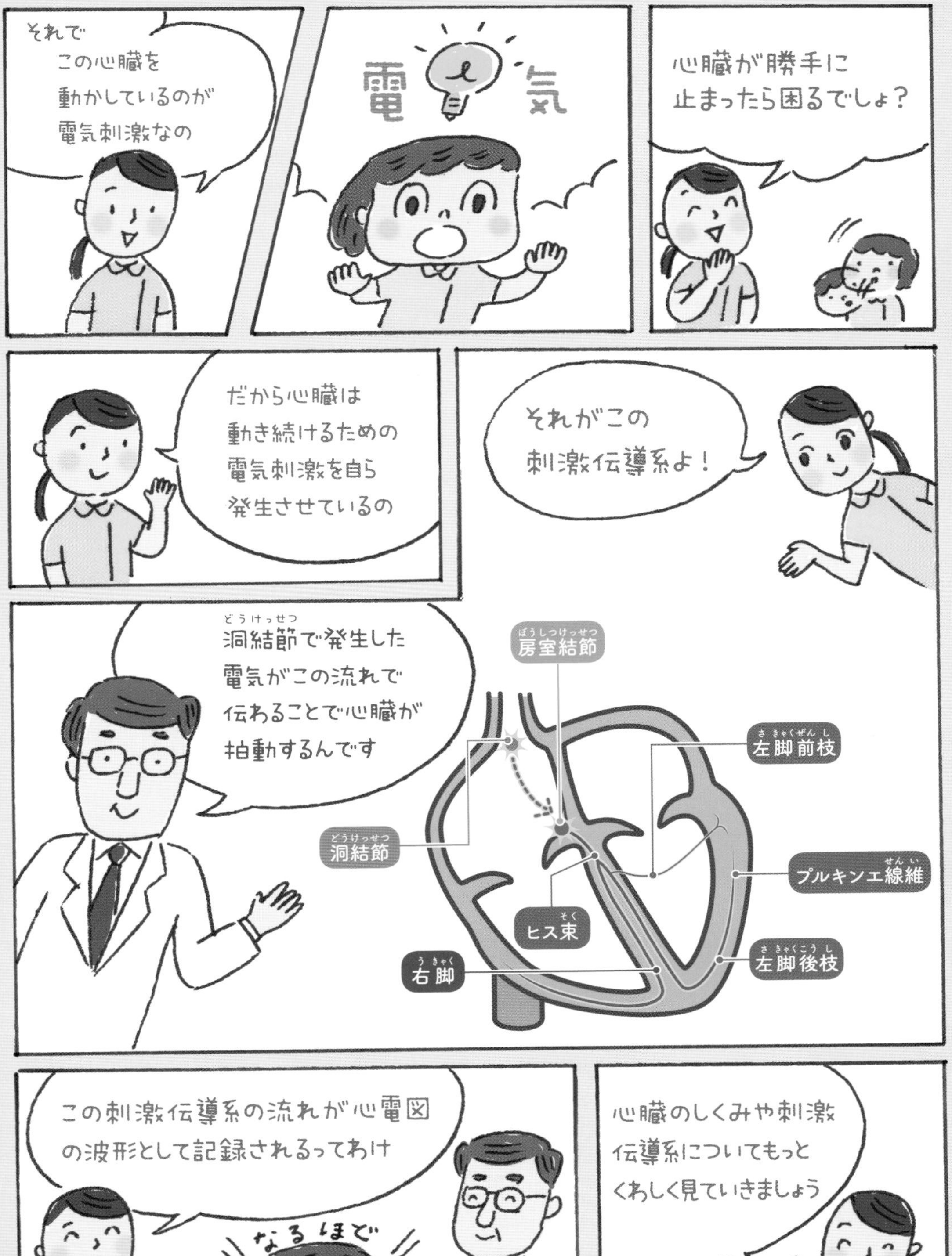

それで
この心臓を
動かしているのが
電気刺激なの
電気
心臓が勝手に
止まったら困るでしょ？
だから心臓は
動き続けるための
電気刺激を自ら
発生させているの
それがこの
刺激伝導系よ！
洞結節《どうけっせつ》で発生した
電気がこの流れで
伝わることで心臓が
拍動するんです
房室結節《ぼうしつけっせつ》
左脚前枝《さきゃくぜんし》
洞結節《どうけっせつ》
プルキンエ線維《せんい》
ヒス束《そく》
左脚後枝《さきゃくこうし》
右脚《うきゃく》
この刺激伝導系の流れが心電図
の波形として記録されるってわけ
なるほど
心臓のしくみや刺激
伝導系についてもっと
くわしく見ていきましょう

1 心臓の構造とはたらきを知りましょう

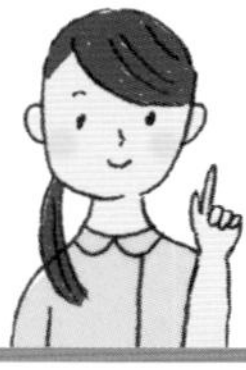

心臓は全身に血液を循環させるポンプの役割を果たす、とても重要な存在です。まずは心臓の基本的な構造とはたらきを理解しましょう。

心臓は4つの部屋に分かれている

心臓の位置は、胸部の中央からやや左側に寄っています。心臓の左右には肺があり、前後には胸骨《きょうこつ》と脊椎《せきつい》があります。心臓の高さは、胸骨と第2肋骨《ろっこつ》の接点から、胸骨と第6肋骨の接点あたりです。

心臓は**心膜**《しんまく》という薄い膜に包まれていて、心臓と心膜の間には**心膜液**《しんまくえき》という液体がわずかにあります。この心膜液があることで、心臓は円滑《えんかつ》に動くことができるのです。

心臓を構成するのは、心筋《しんきん》という筋肉です。**心筋がタイミングよく収縮《しゅうしゅく》（縮んで血液を送り出すこと）と拡張（拡がって血液を蓄えること）を繰り返すことで、心臓は血液を循環させるポンプとしての役割を果たしています。**

心臓を構成する心筋、心膜、心膜液

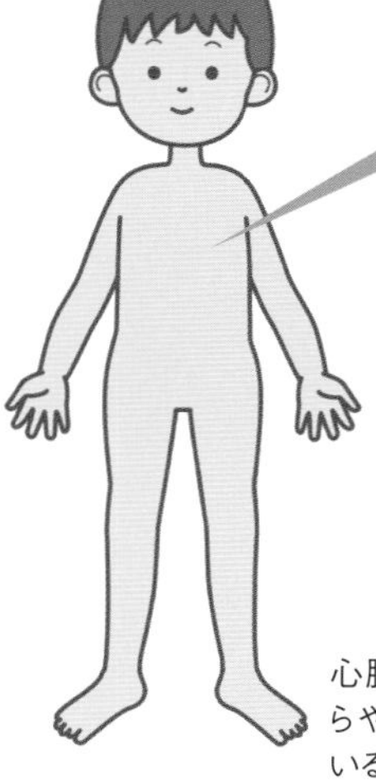

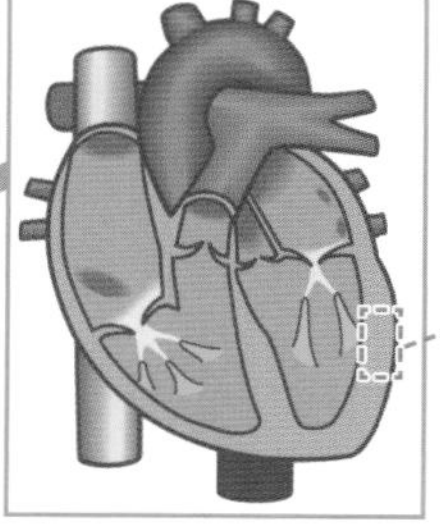

心臓は胸部の中央からやや左側に寄っている。

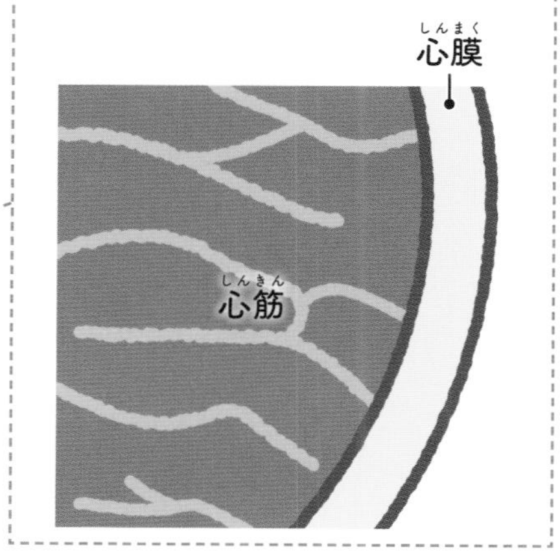

心臓は心筋で構成され、心筋は心膜でおおわれている。心臓と心膜の間には心膜液がわずかにあり、それにより心臓は円滑に動く。

心臓には、心筋の壁に囲まれた4つの部屋があります。心臓の上方に位置するのが**心房《しんぼう》**、下方に位置するのが**心室《しんしつ》**です。心房には、右側の**右心房《うしんぼう》**と左側の**左心房《さしんぼう》**があります。心室には、右側の**右心室《うしんしつ》**と左側の**左心室《さしんしつ》**があります。

この４つの部屋を囲んでいる心筋の壁は、部位によって厚さに違いがあります。

- 右心房《うしんぼう》・左心房《さしんぼう》の壁の厚さ…………２～３mm
- 右心室《うしんしつ》の壁の厚さ……………………３～４mm
- 左心室《さしんしつ》の壁の厚さ……………………10mm 前後

（右心室・左心室：心房の壁より厚め）

このように心室の壁は、心房より厚くなっています。**これは心臓から血液を送り出すのに、大きな力が必要となるためです。**

右心室から送り出された血液は肺を循環するだけですが、左心室から送り出された血液は全身を循環します。そのためには、より大きな力で送り出す必要があるので、左心室の壁はとくに厚くなっているのです。

心臓にある4つの部屋

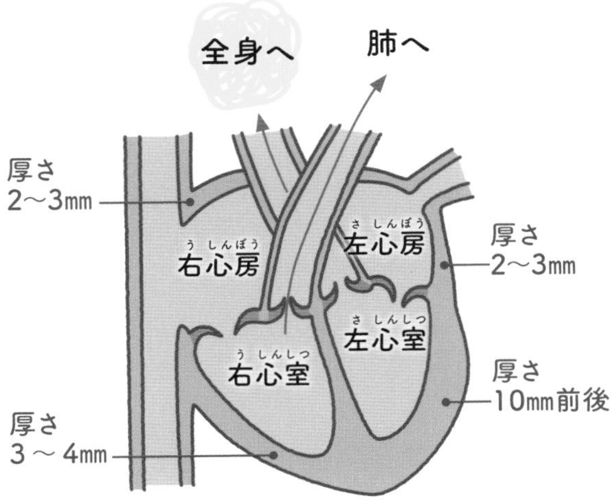

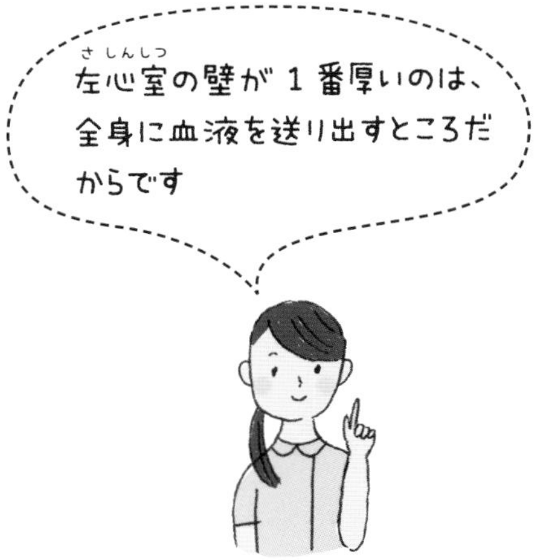

ポンプ機能に欠かせない4つの弁

心臓には、ポンプとして機能するための4つの弁があります。心房と心室の間と、心室と動脈《どうみゃく》の間です。**この4つの弁があることで血液の逆流を防ぎ、効率よくポンプ機能を果たすことができます**（14ページ参照）。

心臓にある4つの弁

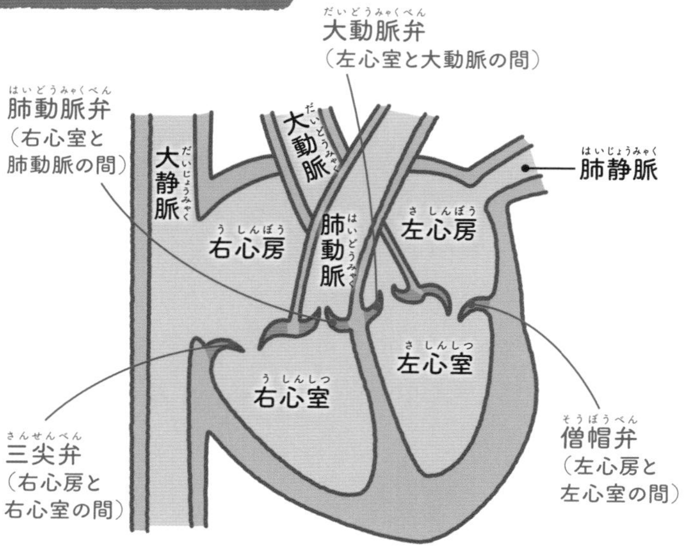

右心房と右心室の間にあるのが三尖弁、左心房と左心室の間にあるのが僧帽弁、右心室と肺動脈の間にあるのが肺動脈弁、左心室と大動脈の間にあるのが大動脈弁。

心臓から血液が送り出されるしくみを知ろう

心臓は1日に約10万回も収縮と拡張を繰り返し、血液を循環させるポンプとしての役割を果たしています。成人の心臓は、安静時には、1回の拍動《はくどう》で60～80mℓの血液を送り出しています。この量を**1回拍出量《はくしゅつりょう》**といいます。心拍数は毎分60～80回程度なので、1分間の拍出量は約5ℓという量になります。これを**心拍出量《しんはくしゅつりょう》**といいます。

全身を循環している血液の量は約5ℓで、心拍出量が約5ℓですから、**全身の血液は1分ほどで1回循環することになります。**

心臓のポンプ機能

- 1回拍出量《はくしゅつりょう》……1回の拍動《はくどう》で送り出される血液の量。
  60～80mℓほど。
- 心拍出量《しんはくしゅつりょう》………1分間で送り出される血液の量（拍出量）。
  約5ℓほど。

心筋は休まずに動き続けるため、心筋に十分な量の酸素と栄養が送られてくる必要があります。その役割を担っているのが**冠動脈《かんどうみゃく》**です。

冠動脈《かんどうみゃく》は大動脈弁のやや上方から枝分かれする動脈で、心臓の周囲に伸びています。**まず左冠動脈《ひだりかんどうみゃく》と右冠動脈《みぎかんどうみゃく》に分かれ、左冠動脈はさらに前下行枝《ぜんかこうし》と回旋枝《かいせんし》に枝分かれします。**冠動脈はさらに細い血管へと枝分かれし、心筋に入ってすべての心筋細胞に酸素と栄養を供給しています。

心臓に酸素と栄養を送り込むしくみ

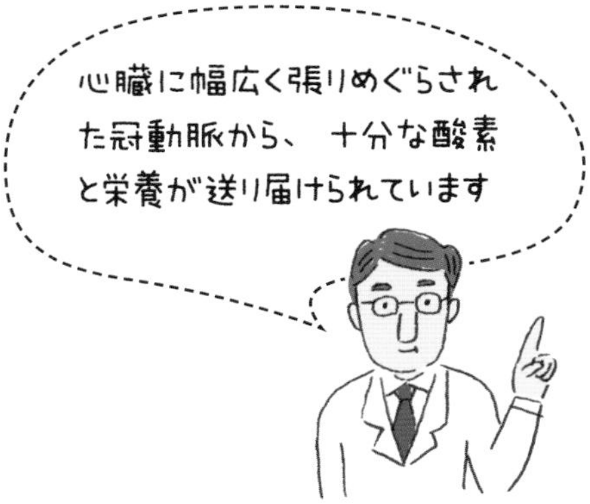

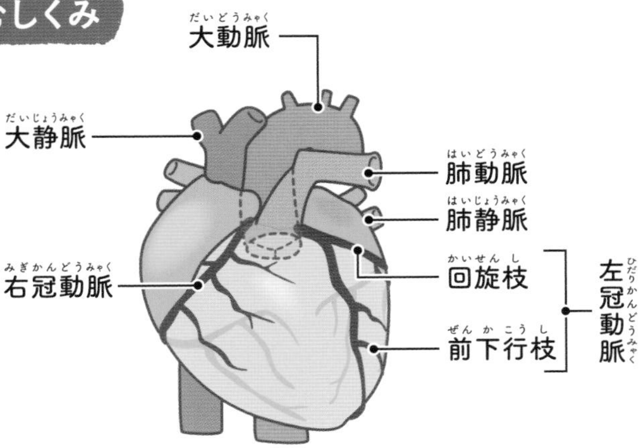

血液が全身を循環する流れを知ろう

ポンプ機能を担う心臓を中心に、血液は全身を循環しています。循環の流れは、次の通りです。

血液循環の流れ

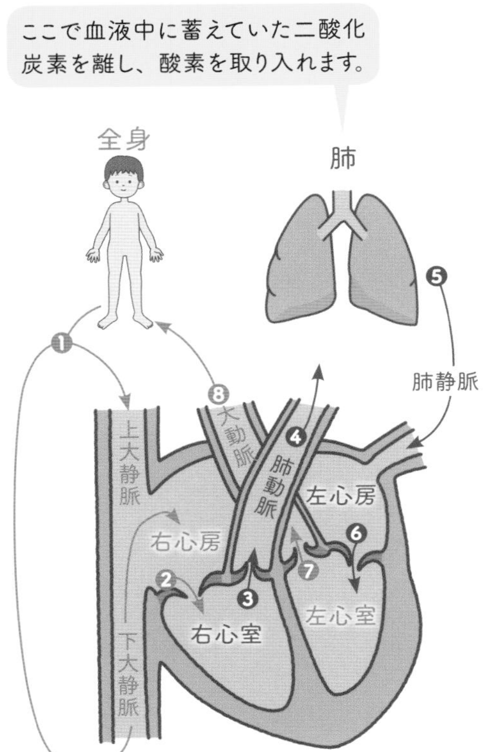

● 肺循環《はいじゅんかん》（小循環《しょうじゅんかん》）

右心室→肺動脈→肺→肺静脈→左心房
という循環。

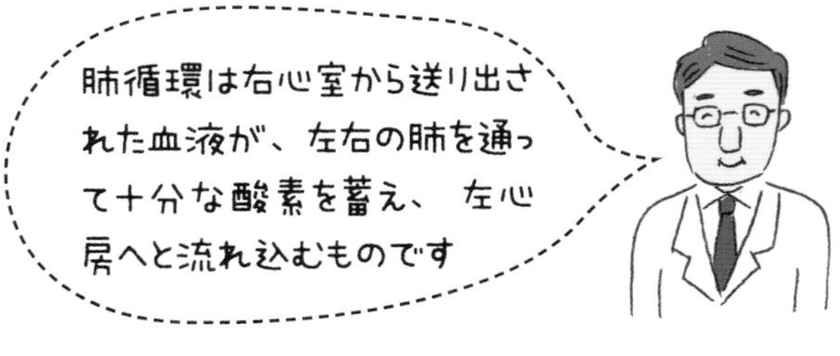

● 体循環《たいじゅんかん》（大循環《だいじゅんかん》）

左心室→大動脈→全身→大静脈→右心房
という循環。

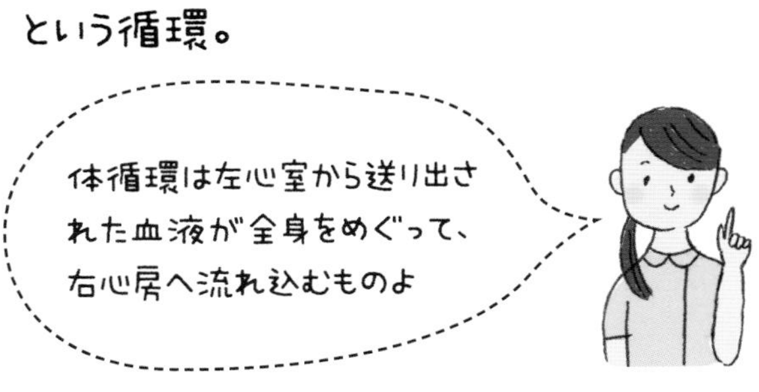

2 心臓の活動を支える刺激伝導系のしくみ

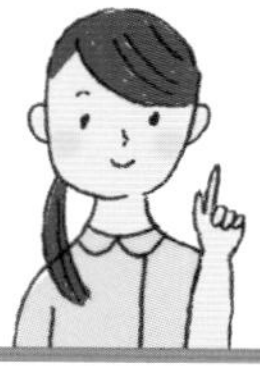

心臓は本人の意識に関係なく、みずから興奮して電気刺激を生み出し、収縮を繰り返すはたらきが備わっています。まずは、そのしくみを理解しましょう。

心臓はほかからの刺激がなくても、動き続けることができる

骨格筋《こっかくきん》は**随意筋**《ずいいきん》と呼ばれ、本人が意識することで、ある部分の筋肉を収縮《しゅうしゅく》させたり、弛緩《しかん》させたりすることができます。手足を思いどおりに動かせるのはこのためです。

ところが、胃や腸にある内臓筋は、意識して動かすことができません。このような筋肉を**不随意筋**《ふずいいきん》といいます。心臓を形づくっている心筋《しんきん》は、内臓筋と同じ不随意筋ですが、心筋だけが持つ特殊な能力もあります。**ほかからの刺激がなくても、みずから電気刺激を発生させ、収縮を繰り返す能力**です。このように、心臓が自動的に収縮を繰り返す能力を**自動能**《じどうのう》といいます。

随意筋と不随意筋

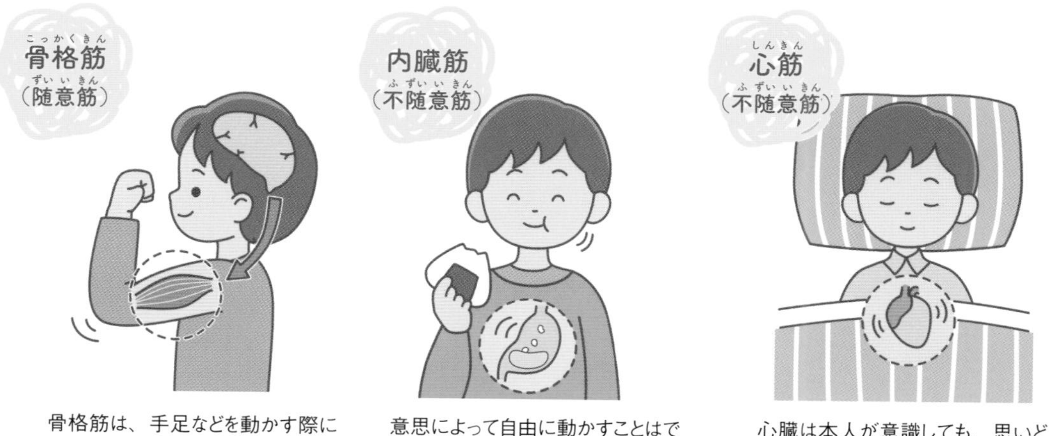

骨格筋は、手足などを動かす際にはたらく筋肉。本人の意思で自在に動かすことができる。

意思によって自由に動かすことはできない。そのはたらきは、自律神経に支配されている。

心臓は本人が意識しても、思いどおりに動かすことはできない。自動ではたらき続ける。

電気刺激が伝わって心臓が拍動する

心臓がみずから興奮し、適切なリズムで収縮と拡張を繰り返すためには、心臓がみずから電気刺激を発生させるペースメーカーのはたらきを担う組織が必要です。その役割を果たしているのが**洞結節《どうけっせつ》**です。

洞結節は右心房《うしんぼう》の上方部にあり、ここで生み出された電気刺激が下図のように伝わっていくことで、心臓の各部がタイミングよく収縮しています。

このように心臓を動かすために電気刺激が伝わるしくみを、刺激伝導系《しげきでんどうけい》といいます。

刺激伝導系の流れ

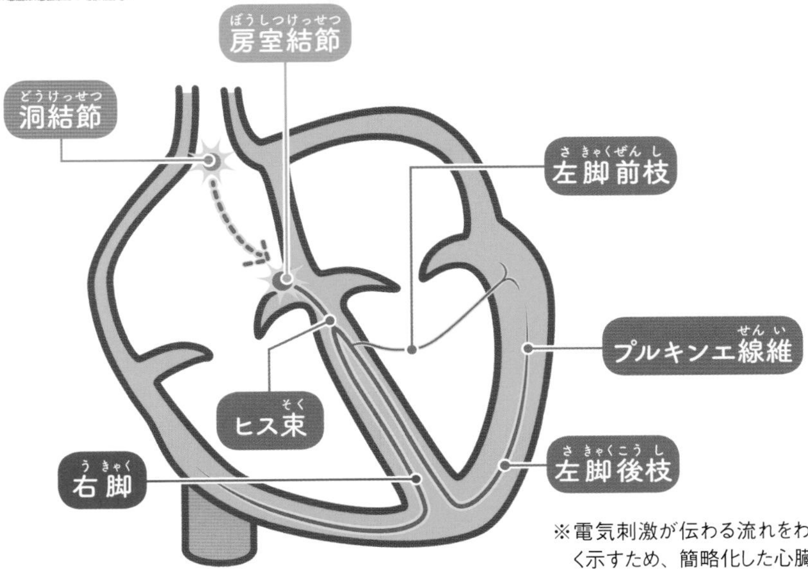

※電気刺激が伝わる流れをわかりやすく示すため、簡略化した心臓のイラストを用いて解説します。

❶洞結節《どうけっせつ》で電気刺激が発生する。

❷電気刺激が右心房《うしんぼう》と左心房《さしんぼう》に伝わって、右心房と左心房が興奮する。

❸電気刺激が心房と心室《しんしつ》の間にある房室《ぼうしつ》結節《けっせつ》に入る。

❹房室結節に入った電気刺激は、ヒス束《そく》→右脚《うきゃく》と左脚《さきゃく》（前枝《ぜんし》・後枝《こうし》）→プルキンエ線維《せんい》と伝わる。

❺右心室《うしんしつ》と左心室《さしんしつ》が興奮する。

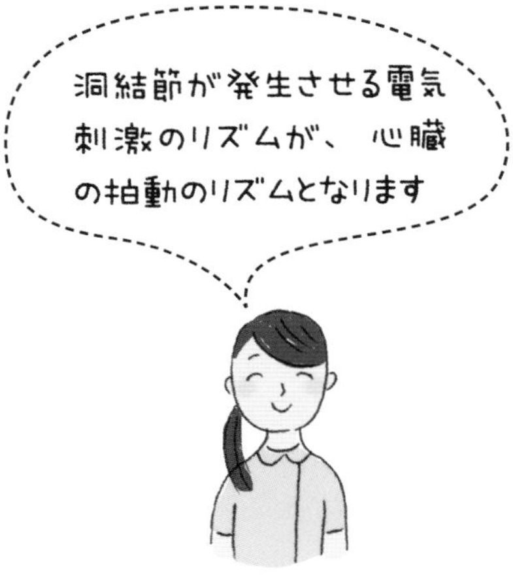

電気刺激の速さは一定ではない

刺激伝導系に伝わる電気刺激の速さは、一定ではありません。

電気刺激が心房と心室の心筋を通るとき、それぞれ0.1秒以内の短い時間しかかかりません。とても速い速度で電気刺激が伝わっていくのです。それに対し、房室結節《ぼうしつけっせつ》に入った電気刺激がヒス束《そく》に伝わるのには、約0.2秒の時間がかかります。この部分の伝わり方は比較的遅いのです。

電気刺激が各部を通るタイミング

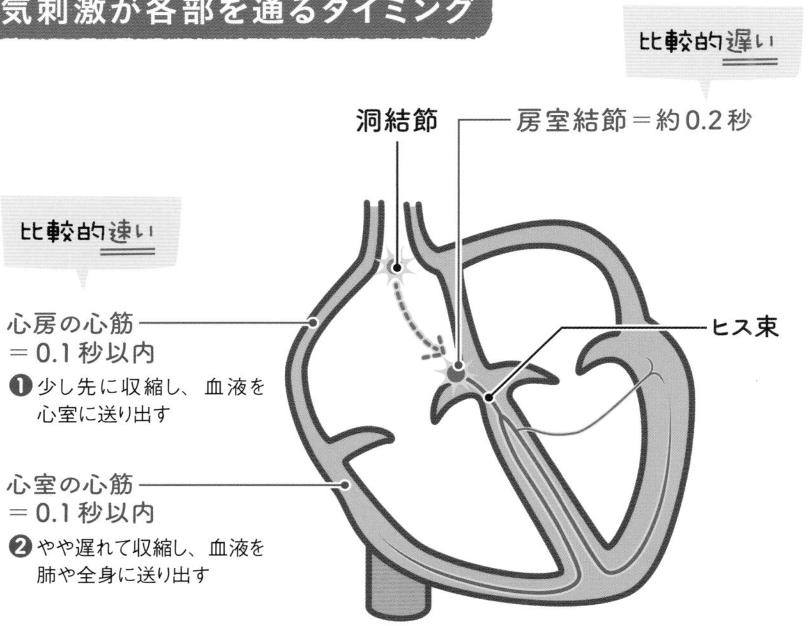

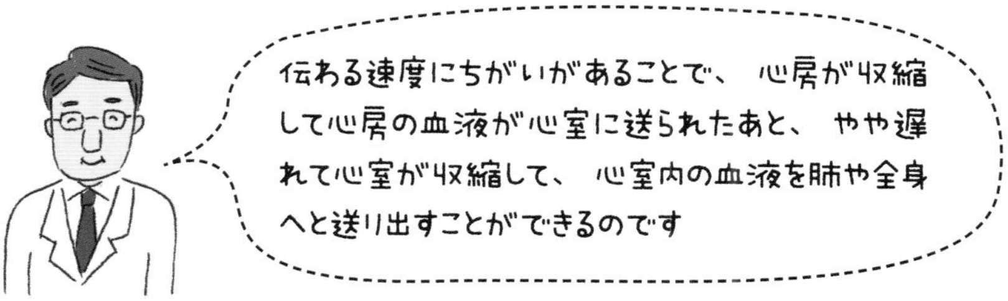

刺激伝導系に重要な洞結節と房室接合部

刺激伝導系において、とくに重要な部分が2つあります。

1つめは、電気刺激をつくり出す発電所の役割を担っている洞結節です。**洞結節がしっかり機能しないと、心臓を動かすための電気刺激が発生しなくなってしまいます。**

2つめは、電気刺激の中継地点である房室接合《ぼうしつせつごう》部《ぶ》（房室結節とヒス束）です。

房室接合部以外の電気刺激の伝導部は複数存在するため、1つが機能しなくなっても、残った部分がバックアップしてくれます。それにより､伝わる時間は長くなったとしても、心室の末端まで電気刺激を伝えることができます。

ところが、房室接合部に異常をきたしてしまうと、その先に電気刺激が伝わらなくなり、洞結節で発生した電気刺激で心室を興奮させることができなくなってしまうのです。

刺激伝導系の重要部

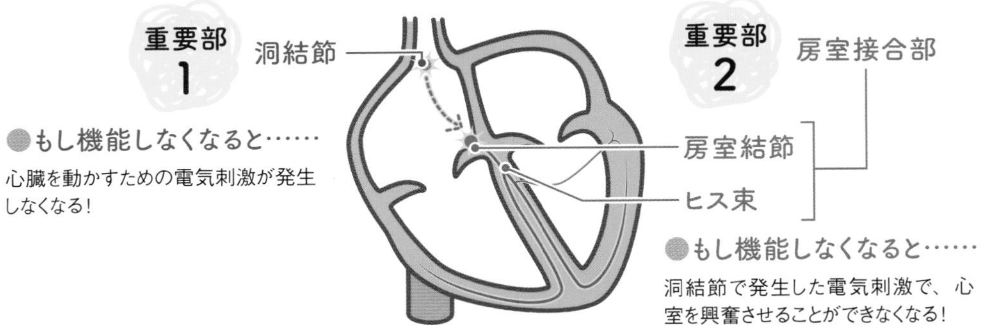

洞結節以外の部分も電気刺激を生み出す

洞結節が正しいリズムで電気刺激を生み出さなくなった場合や、電気刺激が伝わっていく途中で途絶えてしまうような場合には、洞結節より下流の部位（房室結節やヒス束、右脚・左脚、プルキンエ線維）にある心筋が、自動的に電気刺激を生み出すことがあります。洞結節ではない部分が、洞結節のようなはたらきをするようになるのです。

このような性質のことを**異所性自動能《いしょせいじどうのう》**といいます。

異所性自動能

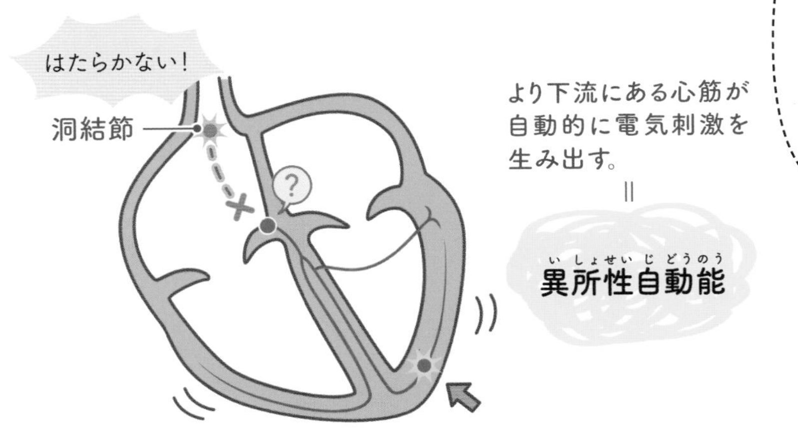

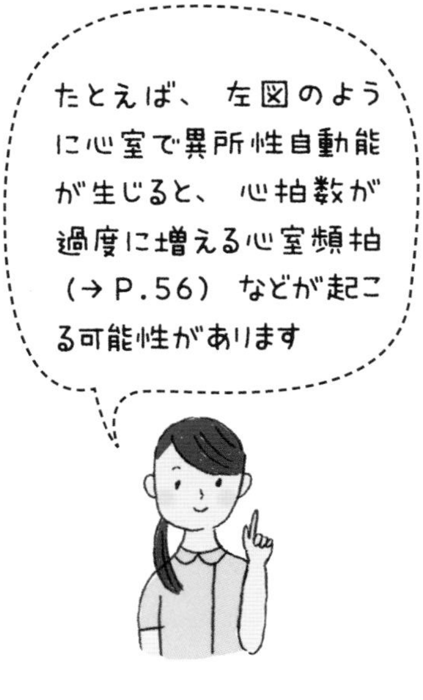

異所性自動能には、洞結節が生み出すリズムとは異なるリズムで出現するものがあります。

- 期外収縮…洞結節が生み出すリズムよりも、速いリズムで出現する。
- 補充収縮…洞結節が生み出すリズムよりも、遅いリズムで出現する。

3 モニター心電図の種類と特徴を知りましょう

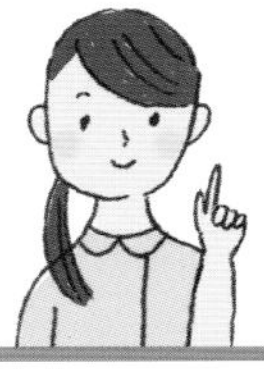

心電図には、いくつかの種類があります。本書では、その中でも医療の現場でよく使われるモニター心電図について解説します。

心電図は電気の流れをとらえて波形に表すもの

心電図は心筋《しんきん》が興奮したときに発せられる、**微弱な電気的興奮を身体の表面からとらえて波形に示したもの**です。100年以上も前に発明され、古くから医療のさまざまな場面で使われてきました。

心電図には、次のような種類があります。

モニター心電図

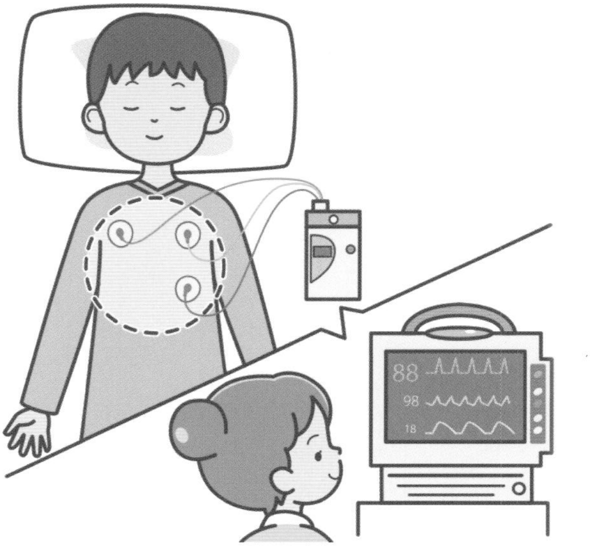

- 胸の３ヵ所に電極をつけることで、１種類の波形を描き出す心電図。
- 12誘導心電図のII誘導（→P.106）と、ほぼ同じような波形が描き出される。
- 12誘導心電図のようなくわしい情報は得られないが、長時間にわたって継続して検査することができる。
- いつ現れるかわからない不整脈の診断や、患者さんの見守りなどに役立つ。

12誘導心電図

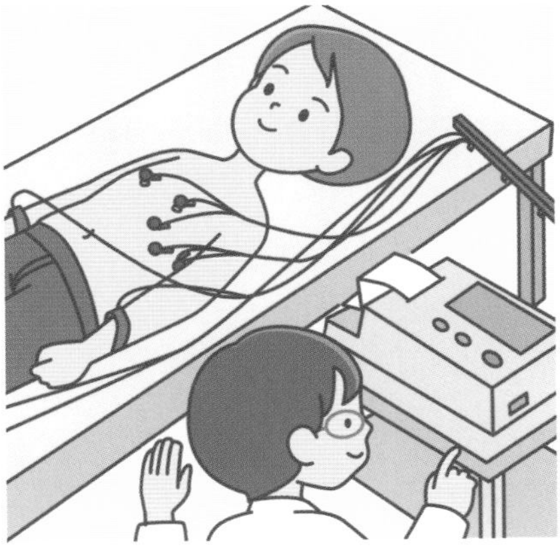

- もっとも基本となる心電図。
- **両手両足の4ヵ所（四肢誘導）**と、**胸部の6ヵ所（胸部誘導）**に電極をつけ、**12方向から心臓に流れる電気をとらえ、12種類の波形に表す**（→P.106）。
- 12方向から調べることで、障害を受けている心臓の部位などがわかるため、病気の診断に役立つ。
- 検査を受ける人は安静にする必要があり、短時間の心電図しか記録できない。

ホルター心電図

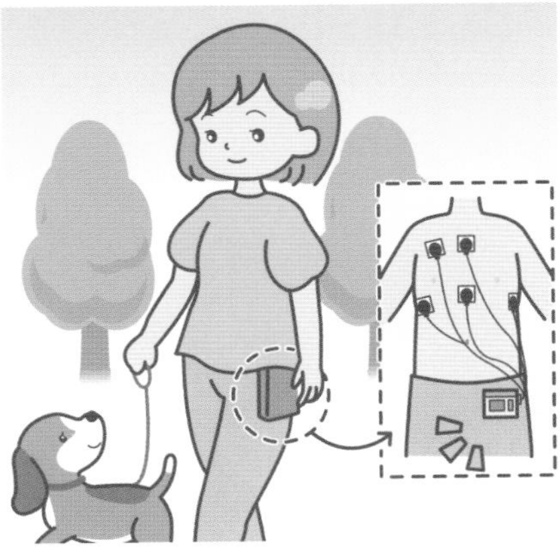

- 検査を受ける人の身体に小型の記録器と電極を装着し、**24時間の連続した心電図を記録するもの。**
- 装着する電極の数と部位は、使用する機器の使用チャンネルによって異なる。
- **24時間という長時間にわたり、通常の生活を行いながら心電図検査を実施できる。**
- 12誘導心電図のようなくわしい情報は得られないが、いつ起きるかわからない異常を発見するのに役立つ。

イベント心電図

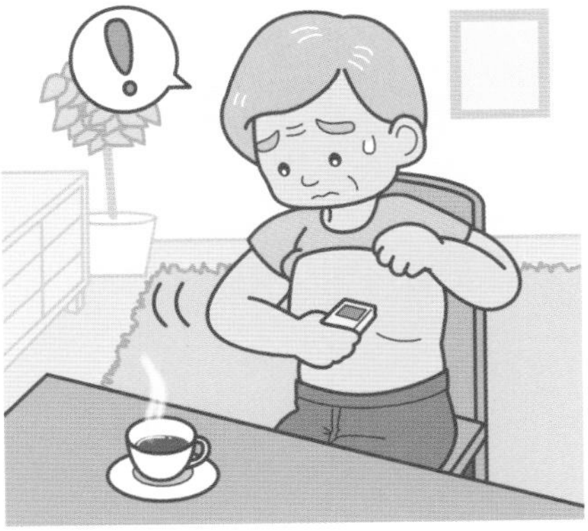

- 検査を受ける人に動悸などの異常が現れたとき、自分でイベントレコーダー（小型の記録器）を胸に押しつけてボタンを押し、そのときの心電図を記録するもの。
- **異常が起きたときだけ、心電図を記録できる。**
- 12誘導心電図のようなくわしい情報は得られないが、ホルター心電図検査でもとらえられないような、**発生頻度の低い異常をとらえるのに役立つ。**

モニター心電図のしくみ

モニター心電図検査に必要な機器は、次の2つに分けることができます。

モニター心電図検査に必要な機器

❶検査を受ける人の身体に装着するもの

❷得られた心電図のデータを受信するもの

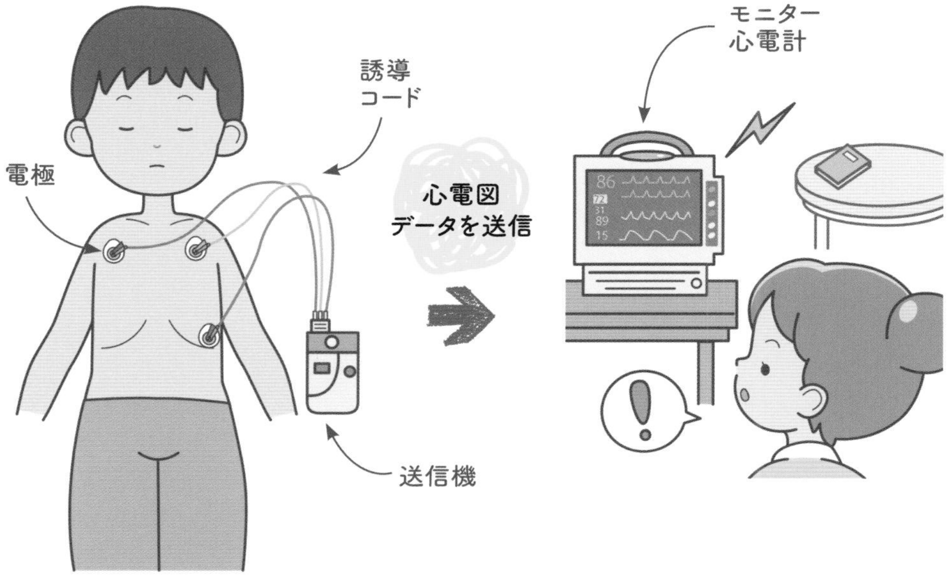

検査を受ける人の身体に装着された電極、誘導コード、送信機から得られた心電図のデータはモニター心電計に送られ、そのモニター画面に心電図の波形が映し出されます。

最近のモニター心電計は心電図だけでなく、次のようなバイタルサインを測定して表示する機能も備えています。

心電図で測定される主なバイタルサイン

- 血圧
- 呼吸数
- 体温
- 動《どう》脈《みゃく》血《けつ》酸《さん》素《そ》飽《ほう》和《わ》度《ど》（SpO_2）

など

モニター心電図の種類

モニター心電図には、次の2つのような使い方があります。

ナースステーションでの使用

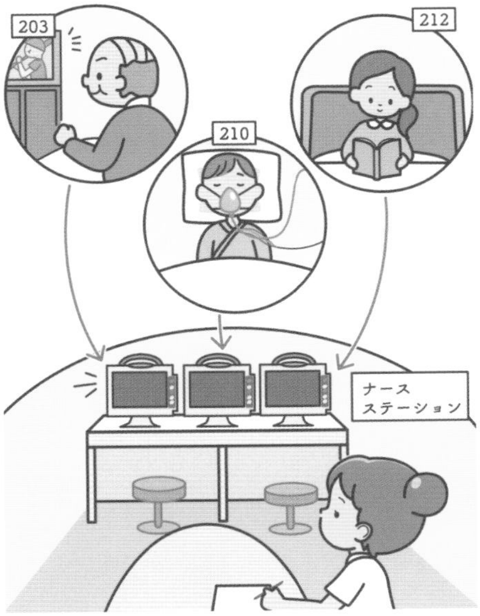

- 心電図のデータを、送信機から無線でモニター心電計に送るもの。
- 複数の患者さんを見守るため、ナースステーションなどにモニター心電計が設置されている。
- **いくつもの病室にいる患者さんの心電図を、離れた場所でまとめて観察できる。**
- 心電図に異常が見られても、すぐにそのときの患者さんの状態を確認することができない。

ベッドサイドでの使用

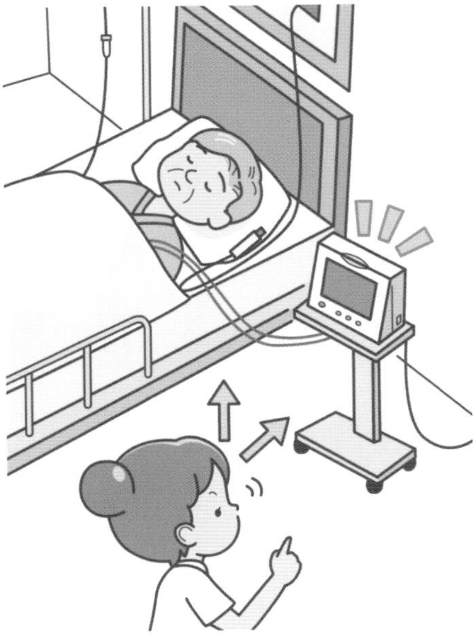

- 電極とモニター心電計がコードでつながれていて、モニター心電計は患者さんのベッドサイドに設置されるもの。
- **患者さんの状態を観察しながら、心電図をチェックできる。**
- コードにつながれるため、検査を受ける人の行動は制限される。

4 モニター心電図のとり方をおぼえましょう

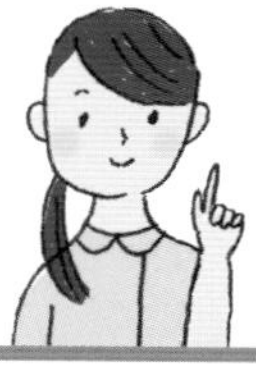

モニター心電図検査では、３つの電極を使用します。それぞれつける場所が決まっています。正しく計測できるよう、装着方法にも注意が必要です。

前胸部に3つの電極をつける

モニター心電図では、前胸部に3つの電極をつけます。心臓から発せられる電気的な興奮をキャッチして、心電図を描き出すしくみです。

身体につける電極は３つですが、心電図をとるために使われるのはそのうちの２つで、残りの１つはアースとして使用されます。アースは、混入する交流電流を除去したり、人体の安全性を高めるためにもれ電流を大地に流したりするはたらきをします。

電極の装着方法

電極は近づきすぎないようにします。それぞれ 20cm 以上離してつけたほうが、きれいな心電図を記録することができるからです

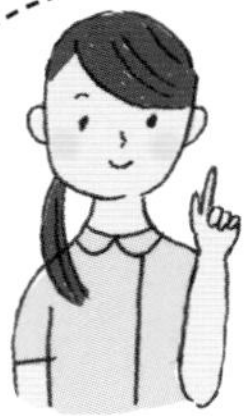

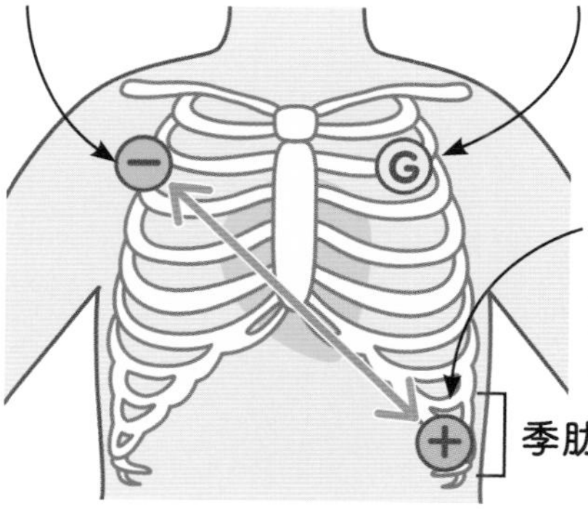

マイナス極とプラス極で心臓をはさむ形にします。**これにより、マイナス極からプラス極に向かう電気的な流れを見ることができます。**

心房《しんぼう》の興奮を示すP波（→P.36）や心室《しんしつ》の興奮を示すQRS波（→P.38）は、上向きの波形となります。マイナス極とプラス極をつける位置が逆になっていると、下向きの波形になってしまうので注意しましょう。

誤作動や医療事故への配慮を万全に行う

実際に検査を受ける人に電極を装着する際は、次のポイントに気をつけましょう。

電極を装着する際のポイント

❶ 装着部の皮ふ面をアルコール綿でしっかりと拭き、皮脂《ひし》を取りのぞいてから電極を貼る。

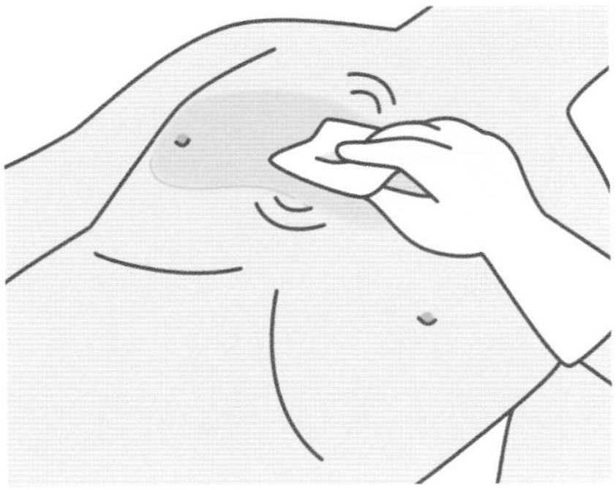

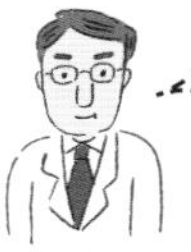

電極が浮いてしまうと、ノイズが入って波形をきれいに描き出すことができないので注意しましょう

❷ 皮ふから浮かないように、肋骨の間に電極を貼るようにする。

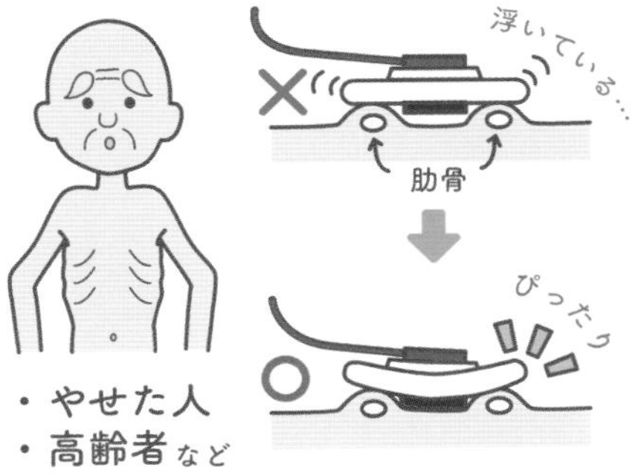

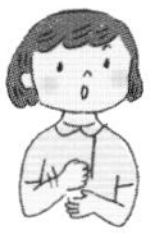

体毛が多い場合、そのままではきれいな心電図がとれないので、剃毛《ていもう》が必要ですね

❸ 電極を貼りつけたあとは誘導コードを整理して、身体を動かしてもじゃまにならないようにしておく。

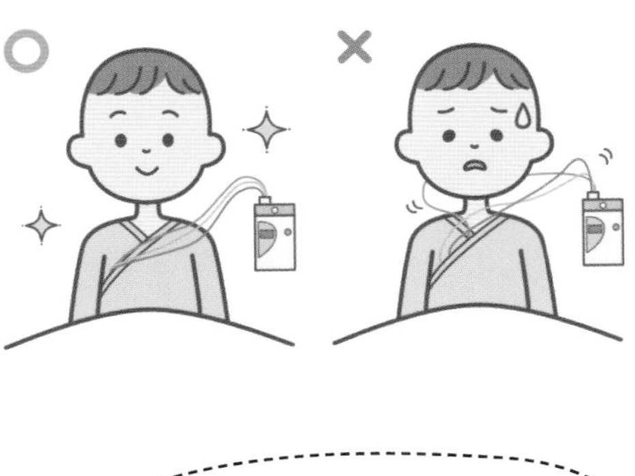

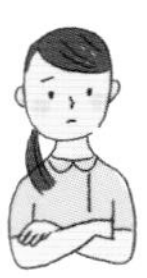

多くの場合、検査を受ける人が病室などで日常的な活動を行います。トラブルを防ぐためにも、誘導コードを整理しておきましょう

❹ 電池切れで送信機が機能しなくなることを防ぐため、送信機の電池を新しいものに入れ替える。

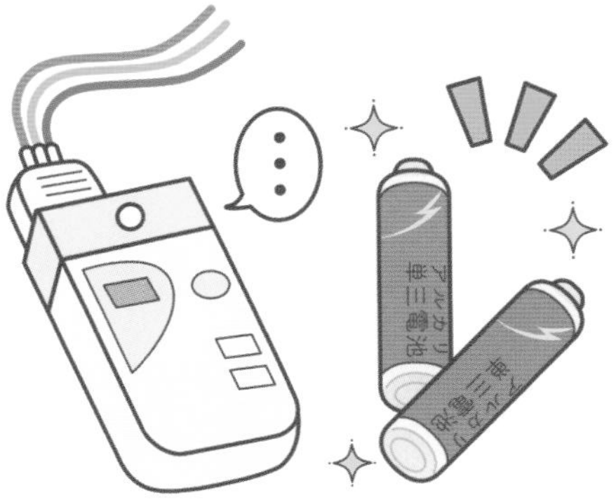

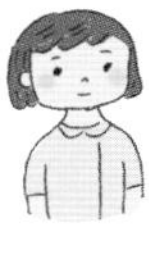

長期間継続する場合には、電池が切れる前に交換するスケジュールを立てておかなくちゃ！

画面に描き出される波形の大きさを調節する

モニター心電図の画面に描き出される波形は、見やすいように大きさを変えることができます。

通常は**「感度１」**で波形を描き出します。これで波形が小さすぎる場合には、**「感度２」**にします。波形の高さが２倍になるので、ずっと見やすくなります。反対に、「感度1」で波形が大きすぎる場合には、**「感度½」**にすると波形の高さが半分になります。

波形の大きさを調節する

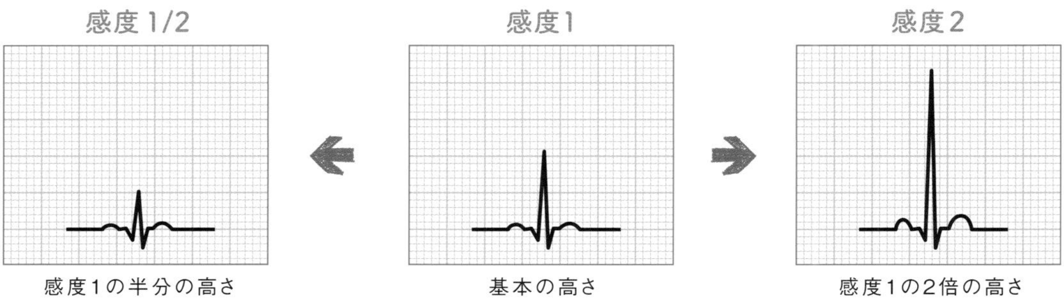

感度を調節して、アラームを設定する

モニター心電図には、次の２点を観察できるようにアラーム機能が備わっています。

①検査を受けている人の病状を観察するためのアラーム機能

②機器が適切に作動しているかどうかを観察するためのアラーム機能

検査を受けている人の心電図に異常が現れた場合や、機器が適切に作動しなくなったときには、アラームが鳴って知らせるようになっています。

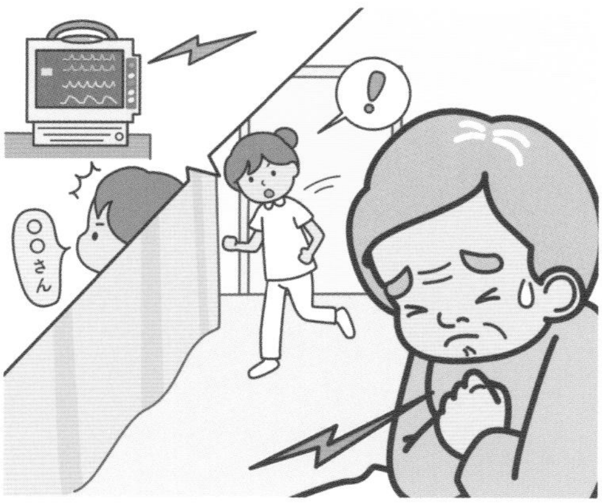

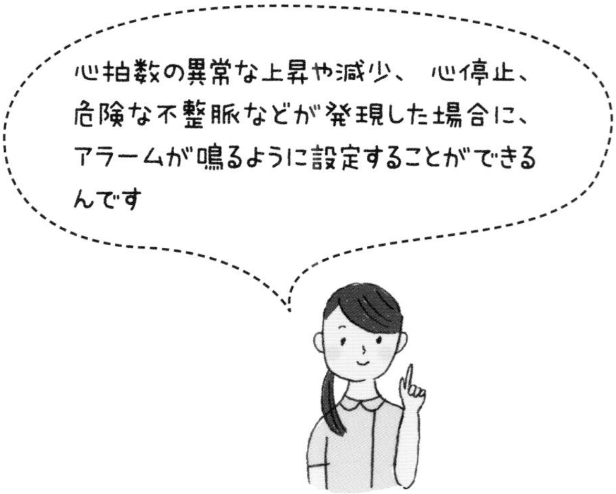

アラーム機能を工夫して活用する

どのような状態でアラームが鳴るようにするか、設定を変えることもできます。

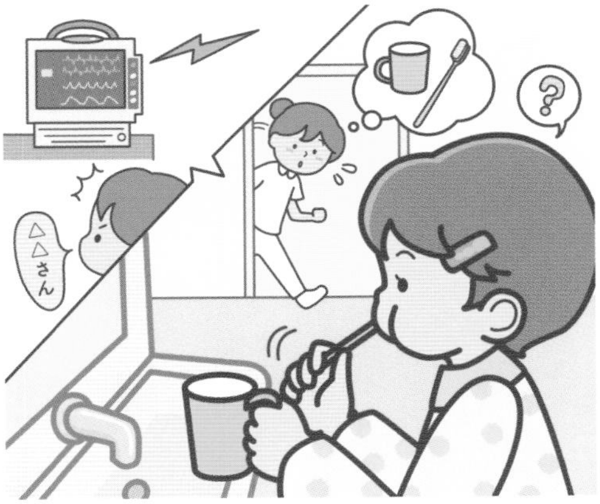

●アラームの設定がゆるいと……

ちょっとしたことでも異常と判定し、頻繁《ひんぱん》にアラームが鳴り、いちいち対処するのが大変になる。アラームに対する緊張感も薄れて、危険な状態を知らせるというアラーム本来の役割を果たせなくなる。

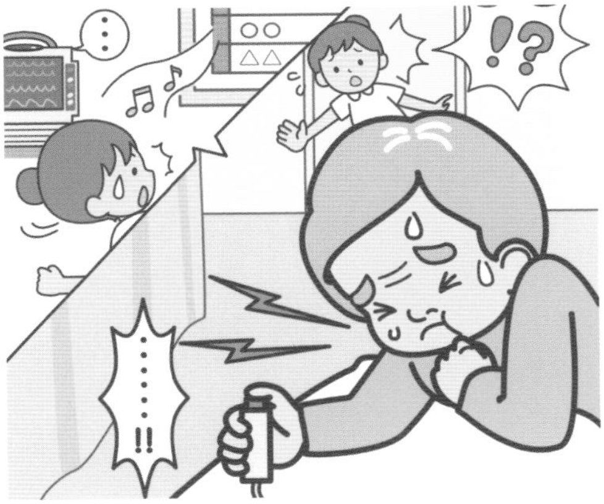

●アラームの設定がきびしいと……

異常が現れているのに、アラームが鳴らないということが起きてしまい、危険な不整脈を見逃してしまうことになりかねない。

たとえば、心拍数に関しては、頻脈《ひんみゃく》の定義は「100／分以上」、徐脈《じょみゃく》の定義は「50／分以下」となっています。そこで、**アラームの設定を「心拍数120以上、40以下」にしておくのが一般的**です。

アラーム設定が適切でなかったことによって、医療事故も発生しています。**それを予防するためには、検査を受ける人の状態に応じたアラーム設定にしておくことが大切です。**

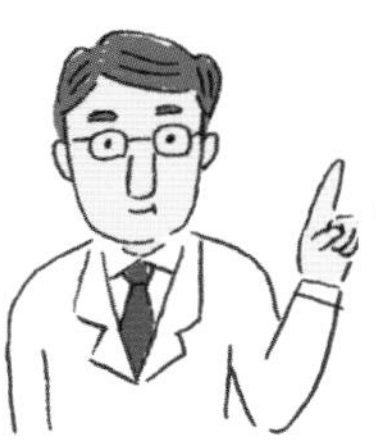

アラームが鳴って対処するときには、一時停止などの機能を活用してください。アラームをオフにしてはいけません。対処したあともオフにしたままになっていて、その後の異常を見落とすことになりかねないからです

5 正常な心電図と心臓の動きをおぼえましょう

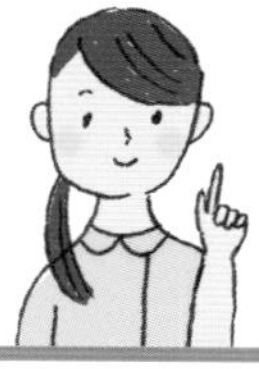

モニター心電図は、心臓が異常な活動をしていないか見守るためのものです。異常な波形を見つけるためには、正常な波形を理解しておく必要があります。

正常な心電図をおぼえよう

異常な心電図を見分けられるようになるためには、**正常な心電図がどのようなものであるかを理解しておく**必要があります。

心臓が刺激伝導系《しげきでんどうけい》を通して正常な興奮を繰り返しているとき、モニター心電図の画面には、下図のような波形が描き出されます。

正常な波形と電気刺激の流れ

●正常な波形

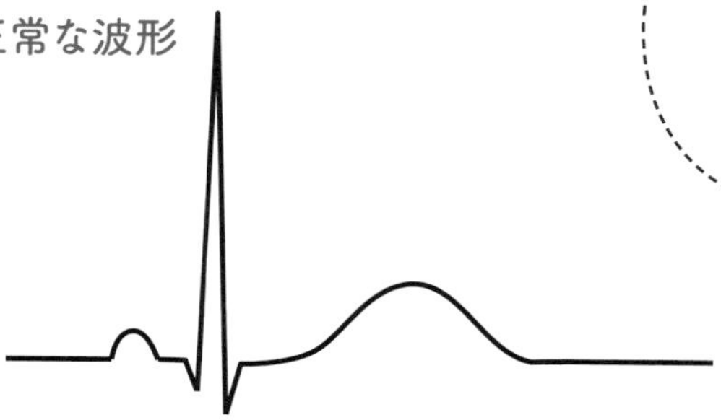

心臓は電気刺激によって、心房や心室の心筋が興奮し、その後、興奮から回復します。その一連の活動の様子が、心電図の波形に表されています

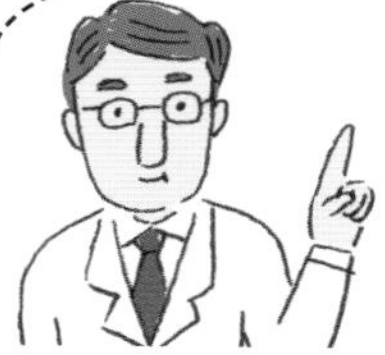

●電気刺激の流れ

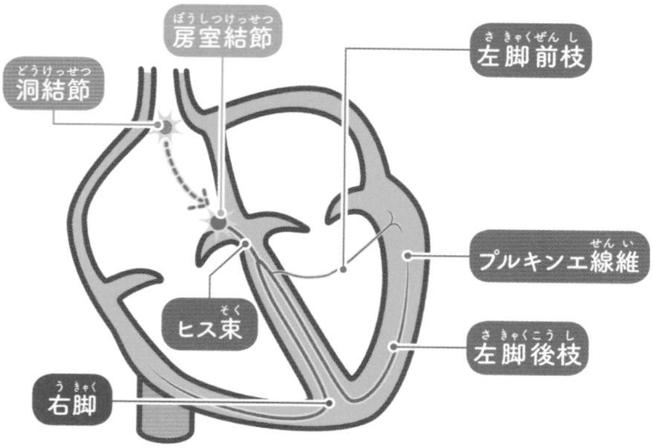

❶洞結節《どうけっせつ》で電気刺激が発生
↓
❷心房《しんぼう》の心筋
↓
❸房室結節《ぼうしつけっせつ》
↓
❹ヒス束《そく》
↓
❺右脚《うきゃく》と左脚《さきゃく》（前枝《ぜんし》・後枝《こうし》）
↓
❻プルキンエ線維《せんい》
↓
❼心室《しんしつ》の心筋

心電図が描き出す波形を知ろう

モニター心電図で注目すべき波形に、**P波**、**QRS波**、**T波**の3つがあります。

波形の基本的な見方

P波

心房《しんぼう》の心筋《しんきん》の興奮を表す。洞結節《どうけっせつ》から出た電気刺激は、まず心房の心筋を興奮させるので、P 波の始まる部分を心臓の拍動《はくどう》のスタート地点と考える。

T波

心室の心筋の興奮からの回復を表す。QRS 波のあとのゆるやかな波で、収縮した心室が拡張していく過程を示す。

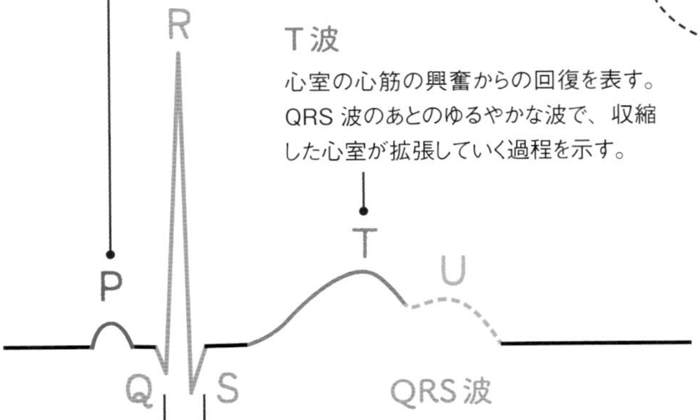

QRS波

心室の心筋の興奮を表す。下向きの Q 波、上向きの大きな R 波、下向きの S 波から構成される。心室は心房より心筋が厚く、収縮《しゅうしゅく》する際の電気的興奮が大きいため、大きな波となる。

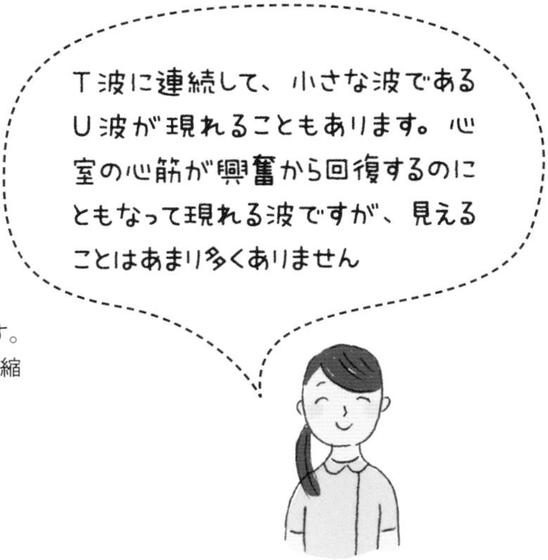

これらの波の大きさや形だけでなく、次の各部分にも注目する必要があります。病気によっては、これらの部分に異常が現れることもあります。

3つの部分をチェック

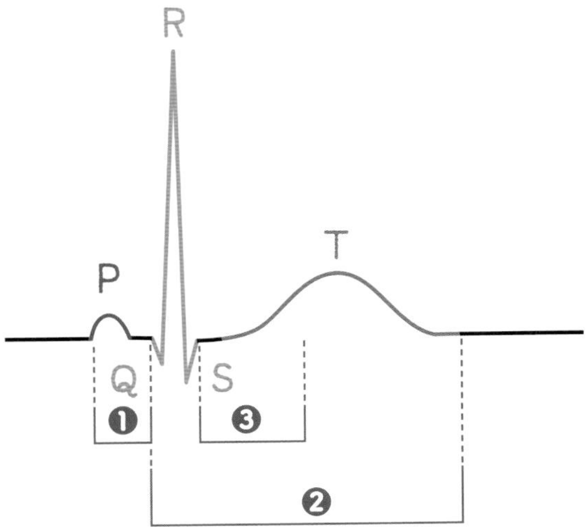

❶PQ時間

P 波の始まりから、Q 波の始まりまでの時間。心房《しんぼう》の心筋が興奮し始めてから、心室《しんしつ》の心筋が興奮し始めるまでの時間に当たる。電気刺激が房室結節《ぼうしつけっせつ》を伝わるのにかかる時間を反映している。

❷QT時間

Q 波の始まりから、T 波の終わりまでの時間。心室の心筋が興奮し始めてから、その興奮から回復するまでの時間を示す。

❸ST部分

S 波の終わりから、T 波の始まり頃までの部分。基線と同じ高さで、平坦になる。

心電図の調律をチェックする

心電図を見る場合には、調律《ちょうりつ》（リズム）をチェックすることも大切です。

そのためには、QRS波の頂点であるR波の間隔（RR間隔）を調べます。**R波が一定の間隔で出現していれば調律は「整」、一定の間隔で出現していなければ「不整」と判断します。**

「整」と「不整」の調律

●「整」の調律

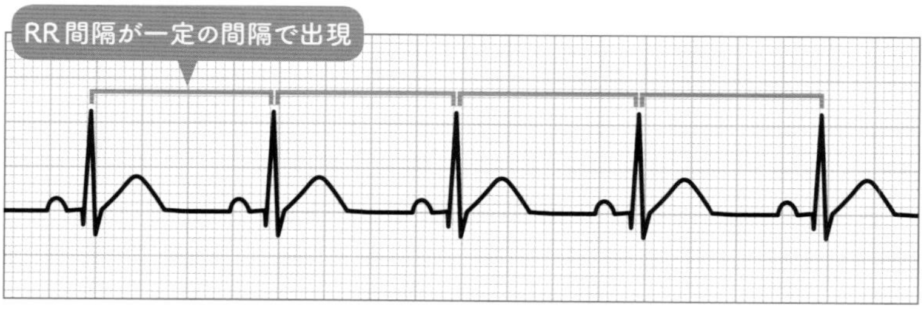

RR間隔が最大と最小で20%未満の差に収まっている。

●「不整」の調律

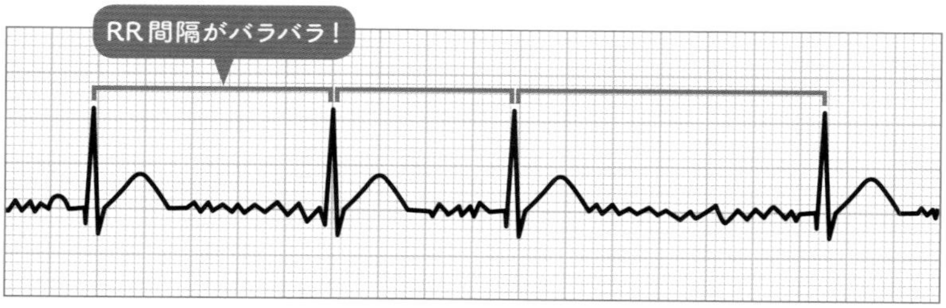

RR間隔が最大と最小で20%以上の差が生じている。

調律は呼吸によって、わずかに変動します。息を吸うときにわずかに短くなり、息を吐くときにわずかに長くなるのです。**そのため、RR間隔が最大と最小で20%以上差がなければ、正常と判断します。**

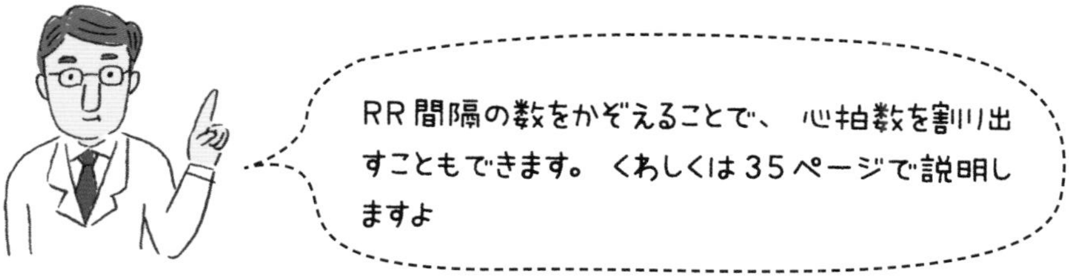

Part 2

波形の見方

モニター心電図の波形は、基本的にP波、QRS波、T波で現れます。異常な波形を見分けられるようになるために、まずは正常な波形の見方と意味を理解しましょう。

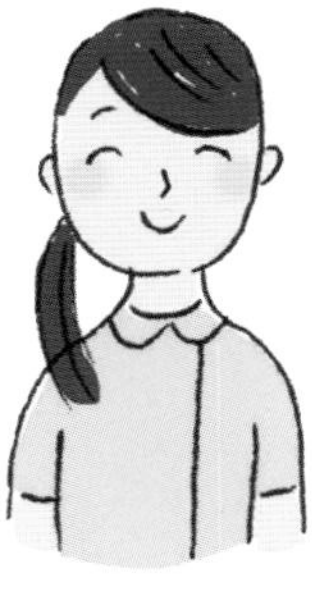

第2話 ｜ 波形の意味を知ろう！

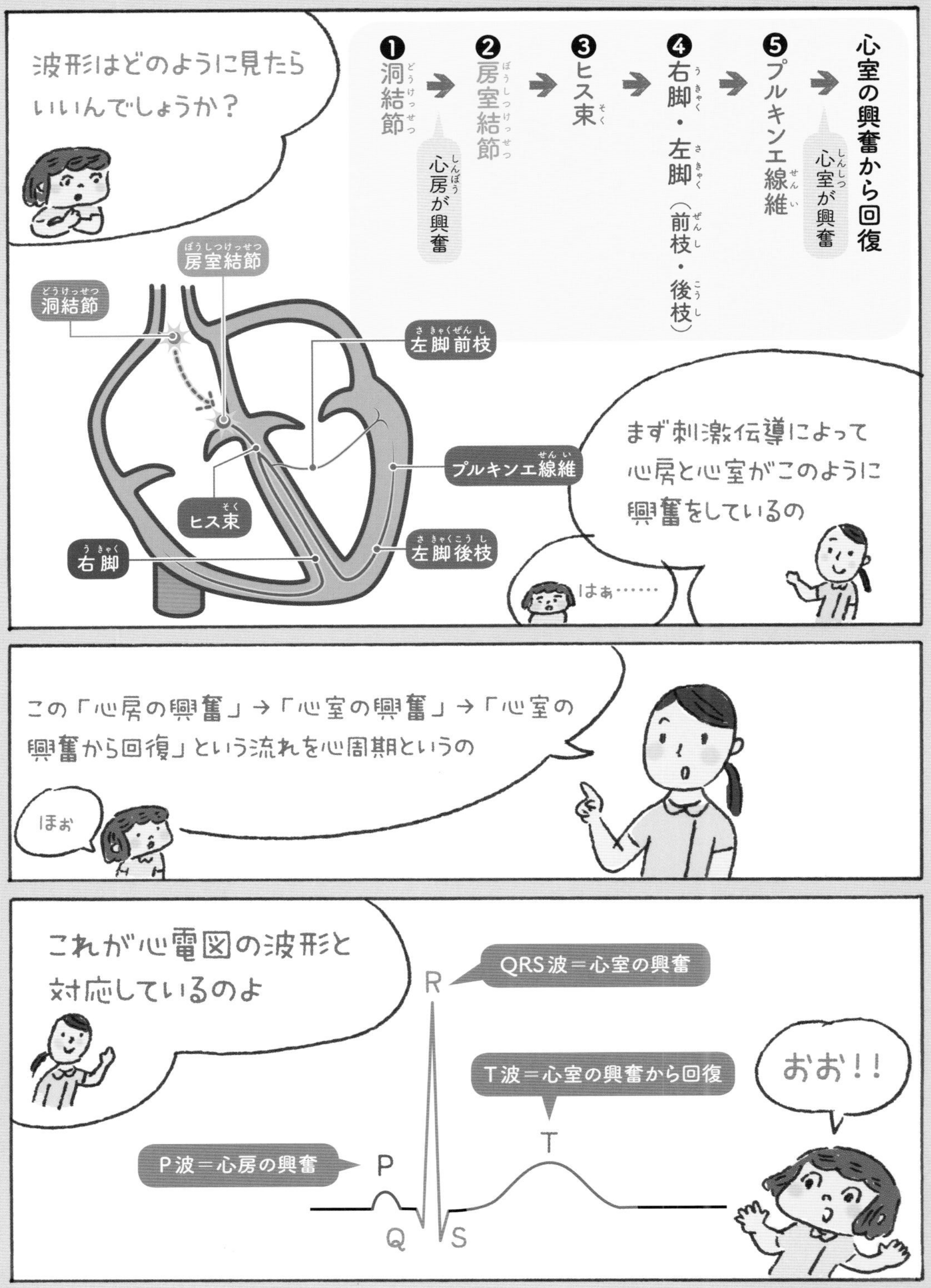

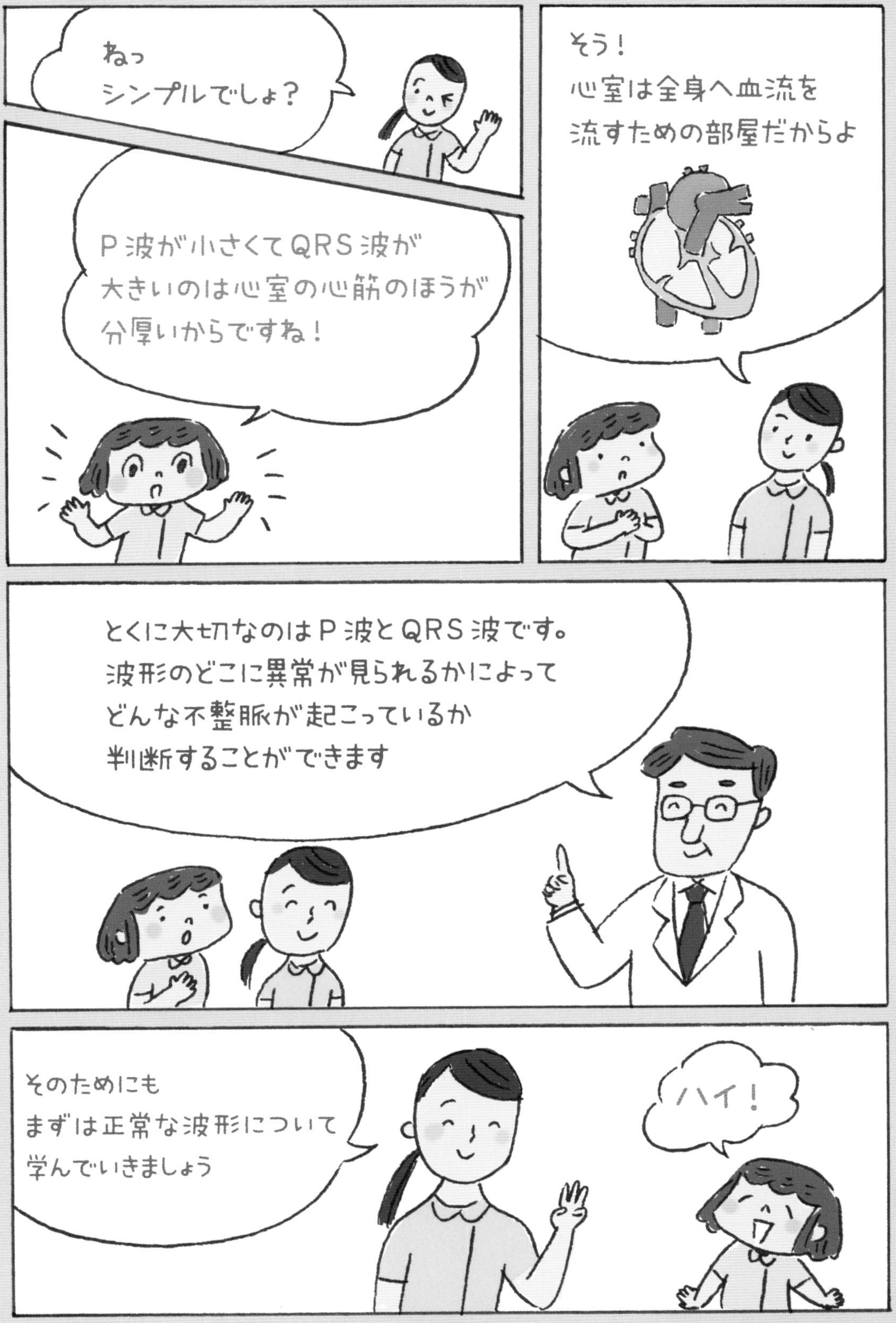
ねっ
シンプルでしょ？
P波が小さくてQRS波が
大きいのは心室の心筋のほうが
分厚いからですね！
そう！
心室は全身へ血流を
流すための部屋だからよ
とくに大切なのはP波とQRS波です。
波形のどこに異常が見られるかによって
どんな不整脈が起こっているか
判断することができます
そのためにも
まずは正常な波形について
学んでいきましょう
ハイ！

1 心電図の見方を知りましょう

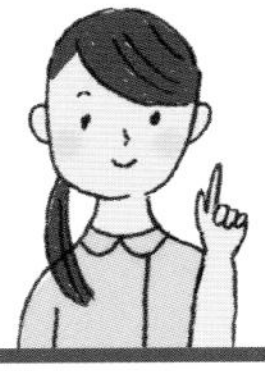

専用の記録用紙に印刷することで、心電図からさまざまな情報を読み取れるようになります。

心電図の縦軸は、電気的興奮の大きさを表す

心電図の見方を理解していきましょう。モニター上だと細かなことまではわかりませんが、専用の記録用紙に印刷すると、心電図を細かく読むことができます。記録紙は方眼紙になっていて、細い線の小さなマス目は、1mm×1mmの方眼になっています。太い線の大きなマス目は、5mm×5mmの大きさです。

まず、心電図の縦軸には、電気的興奮の大きさを示す電位が表されています。 そのため、心房《しんぼう》の興奮を示すP波より、心室《しんしつ》の興奮を示すQRS波のほうが、波の高さ（波高）が高くなります。心室は筋肉の壁が厚いので、それが収縮するときには、大きな電気的興奮が必要となるからです。

心電図の縦軸の見方

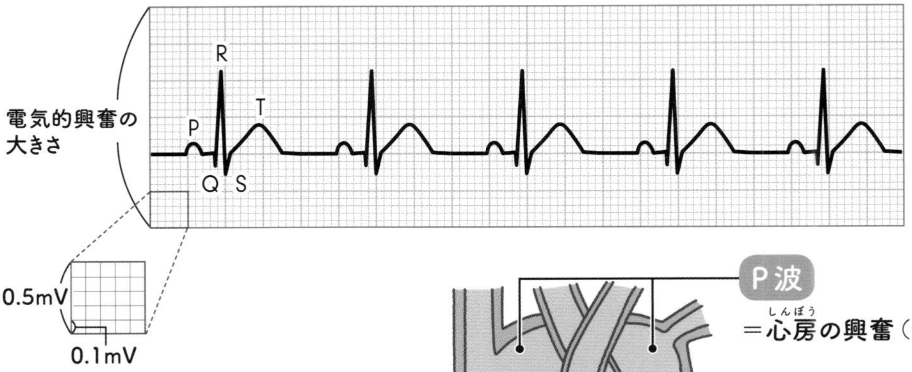

1mm（1メモリ）＝0.1mV（ミリボルト）
5mm（5メモリ）＝0.5mV

※標準感度／標準紙送りで記録した場合。

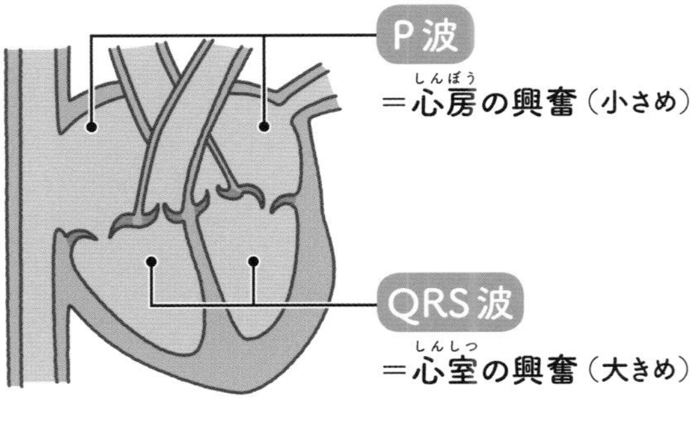

心電図の横軸は時間を表す

心電図の横軸は、時間を表しています。

心電図を記録するときの紙送り速度は、標準設定では、1秒間に25㎜が標準となっています。つまり、大きなマス目5つ分の長さが、ちょうど1秒間ということです。

そこから単純に計算すると、**大きなマス目1メモリ分は0.2秒**に相当します。この0.2秒の中に小さなマス目が5つあるので、**小さなマス目1メモリ分は0.04秒**になります。

心電図の横軸の見方

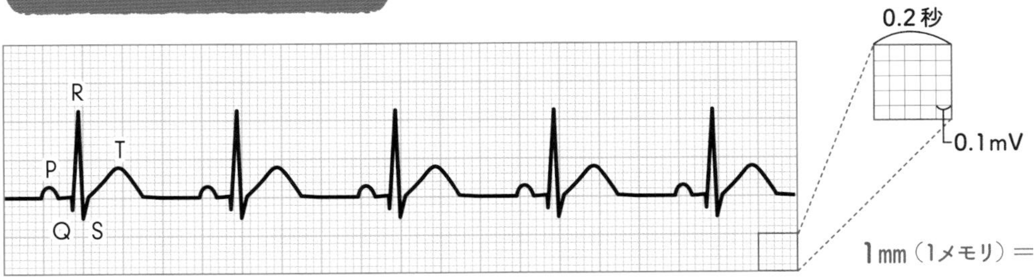

1㎜（1メモリ）＝0.04秒
5㎜（5メモリ）＝0.2秒

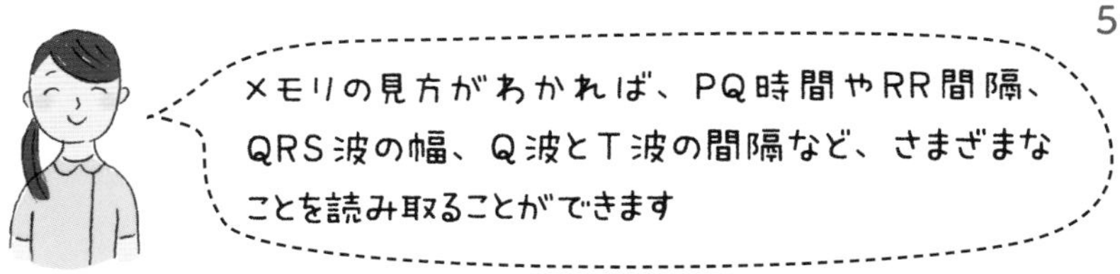

心電図から心拍数も計算できる

モニター心電図では心拍数も表示されますが、心電図の波形から心拍数を計算することができます。**心拍数は1分間に現れるQRS波の数です。** そのため、R波とR波の間隔（RR間隔）を求めることで、心拍数を計算することができるのです。

1秒間は大きなマス目5つ分なので、1分間は大きなマス目300メモリ分です。つまり、心電図から心拍数を求めるときは、**RR間隔が大きなマス目何メモリ分になるかを数え、300をその数で割ればよい**のです。

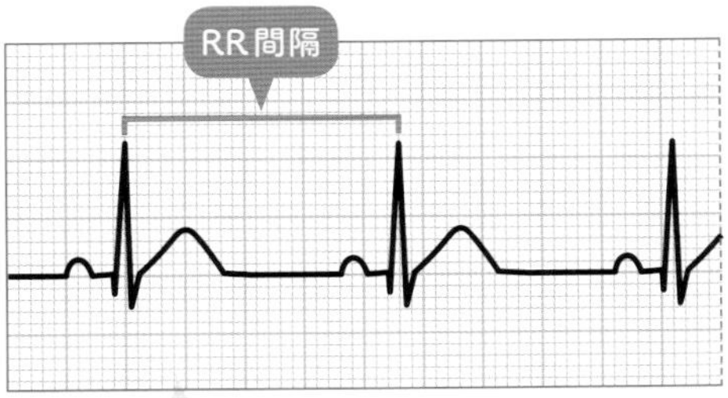

RR間隔が大きなマス目何メモリ分になるかを数える

例 RR間隔が4.6個分
（大きなマス目が4、小さなマス目が3）の場合。

大きなマス目300メモリ分（1分間）に、大きなマス目4.6個分のRR間隔がいくつ入るかを求める。

300 ÷ 4.6 ≒ 65

この場合の心拍数は65とわかる！

2 P波は心房の興奮を表すものです

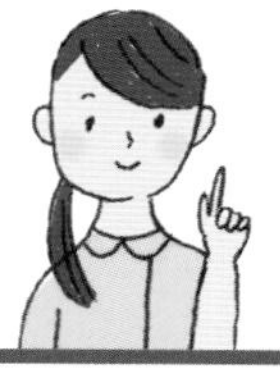

P波は最初に現れる小さな波で、心房の興奮を表すものです。P波の見方を覚えましょう。

心周期の最初の小さな波

心臓の拍動《はくどう》は、17ページで解説した刺激伝導系《しげきでんどうけい》の流れに沿って行われます。最初に心《しん》房《ぼう》が興奮し、続いて心室《しんしつ》が興奮し、それが回復していきます。そして、再び心房が興奮します。こうした一連の流れを**心周期《しんしゅうき》**といいます。

心周期を描き出した心電図で、最初に現れる小さな波がP波です。**このP波は心房《しんぼう》の興奮を表しています。**

P波とは？

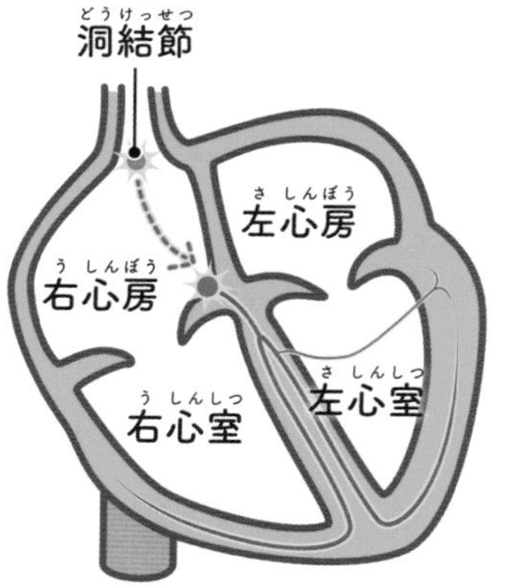

心房は心室に比べて心筋《しんきん》の壁が薄く、収縮力も強くない。心房《しんぼう》の興奮を表すP波は、心室《しんしつ》の興奮を表すQRS波よりも波形が小さくなる。

❶心房《しんぼう》が興奮＝P波
↓
❷心室《しんしつ》が興奮
↓
❸心室が興奮から回復

→ 心周期《しんしゅうき》

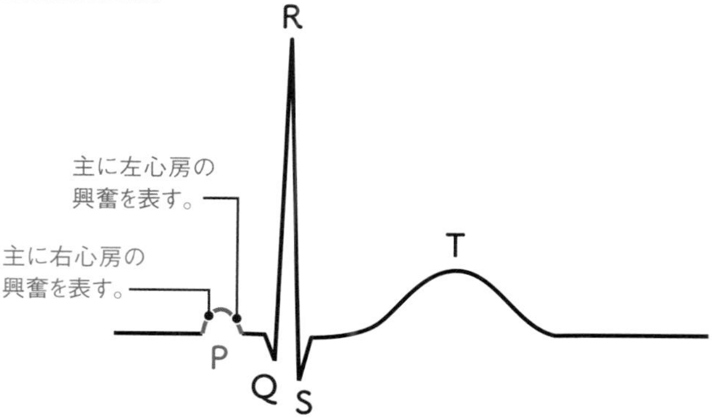

洞結節《どうけっせつ》は右心房《うしんぼう》の上部にあるため、**洞結節で発生した電気刺激は、まず右心房の心筋を興奮させ、それから少し遅れて左心房《さしんぼう》の心筋も興奮させます。**このため、P波の前半部分は主に右心房の心筋の興奮を、後半部分は主に左心房の心筋の興奮を表しています。

P波の異常で考えられることは?

P波は、洞結節で電気刺激が発生した直後に現れます。したがって、心電図にP波があるということは、**洞結節で発生した電気刺激が心房に伝わって、心房が興奮したことを意味**しています。

P波が消えてしまう場合には、さまざまな要因が考えられます。

❶洞不全症候群の疑い

一時的にP波が消えてしまう場合には、洞不全症候群《どうふぜんしょうこうぐん》(→P.84)のように洞結節の電気刺激が心房に伝わらなくなったことが考えられる。心室にも電気刺激が伝わらないため、QRS波も見られなくなる。

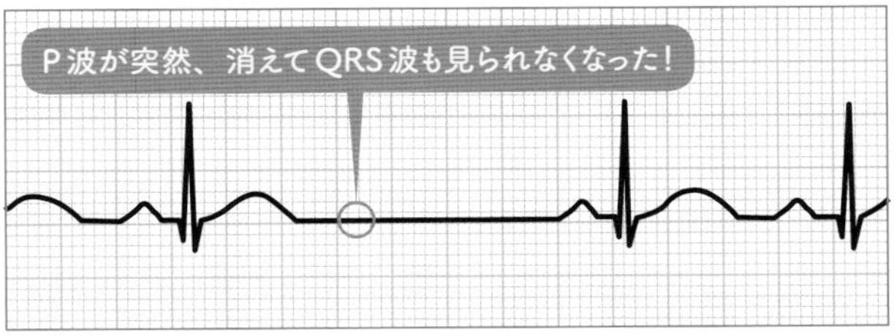

これは洞不全症候群の中でも、Ⅱ群(洞房ブロック)の例。突然、P波もQRS波も消えて、また復活する。

❷心房細動や心房粗動の疑い

心房細動《しんぼうさいどう》(→P.88)や心房粗動《しんぼうそどう》(→P.92)のように、心房が正しく興奮しなくなる場合にも、心電図にはP波が見られなくなる。心房細動ではP波がなくなるかわりに、小刻みに揺れるような細かな波が現れる。心房粗動でもP波がなくなり、のこぎりの歯のような形をした小さな波がいくつも現れる。

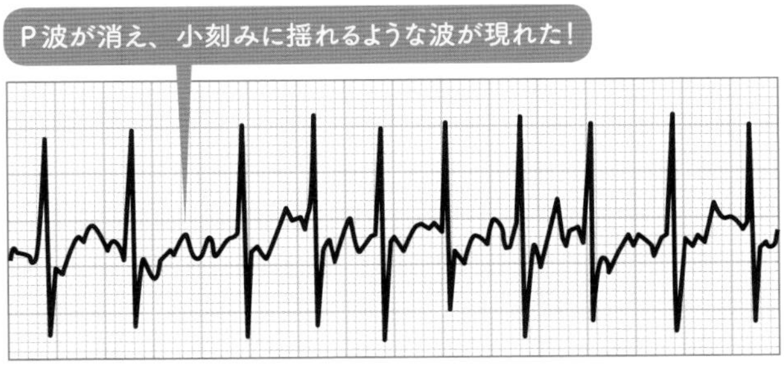

これは心房細動の心電図。P波がなくなり、小刻みに揺れるような細かな波が現れる。

❸発作性上室頻拍の疑い

発作性上室頻拍《ほっさせいじょうしつひんぱく》(→P.96)でも、P波が見られなくなる。これは房室結節《ぼうしつけっせつ》と副伝導路(→P.97)の間でリエントリー(興奮旋回)を形成し、心房と心室が速い収縮を繰り返すようになるもの。

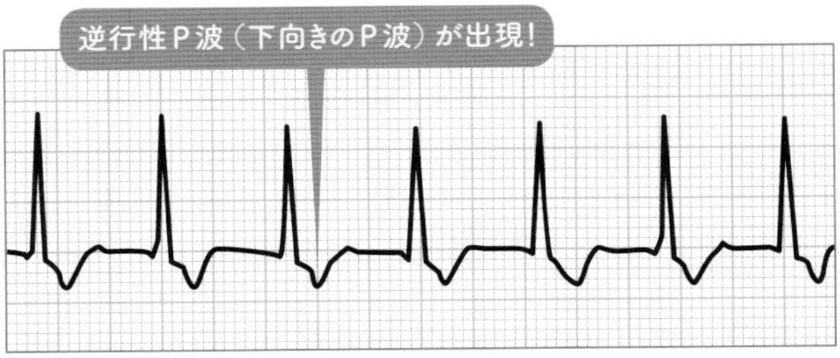

心房の興奮は逆行性P波(下向きのP波)として現れることもあれば、QRS波とほぼ同時に出現することで、QRS波に隠れて見えないこともある。

3 QRS波は心室の興奮を表すものです

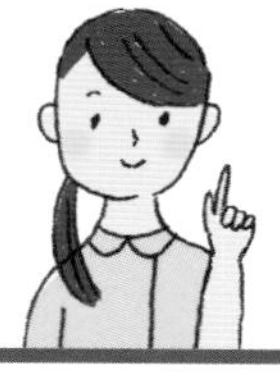

QRS波はP波に続いて現れる大きな波で、心室の興奮を表すものです。
QRS波の見方を覚えましょう。

P波に続いて現れる大きな波

QRS波は心室《しんしつ》の興奮を表すもので、心周期《しんしゅうき》の中でP波に続いて現れます。**下向きの小さな波であるQ波、上向きの大きな波であるR波、下向きの小さな波であるS波という3つで構成されています。**

QRS波とは？

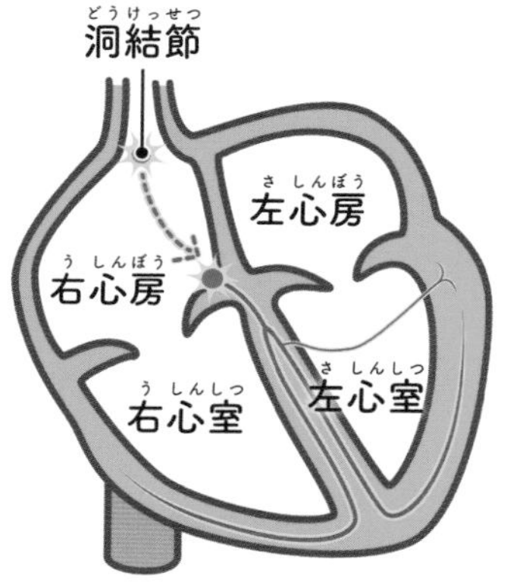

心室は血液を肺や全身に送り出すはたらきをすることから、心房に比べて心筋《しんきん》の壁が厚くなっている。そのため、P波に比べて、QRS波は大きな波になる。

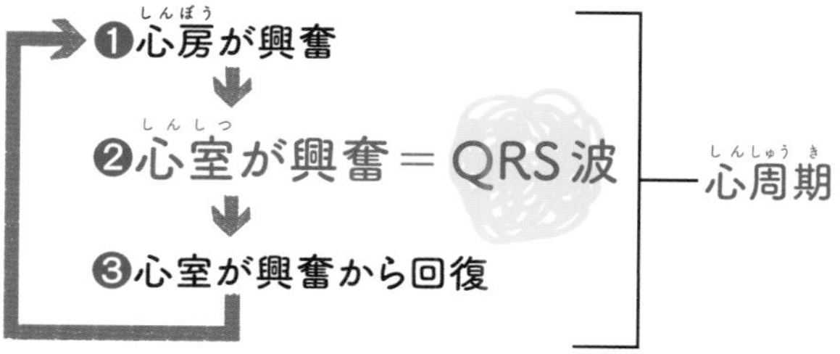

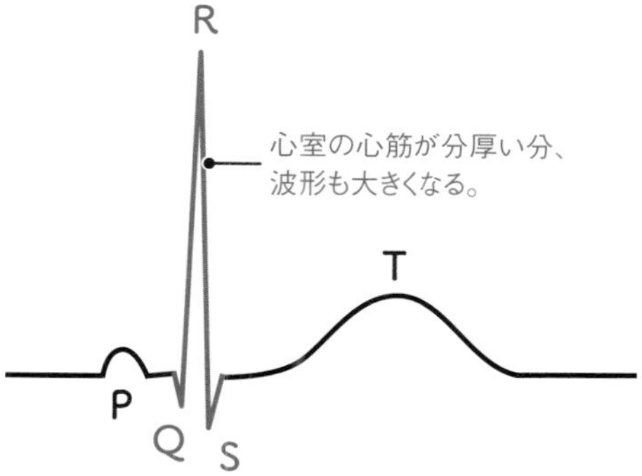

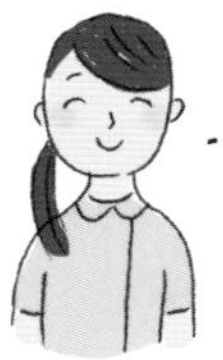

心拍数は、1分間に現れるQRS波の数です。正常の心拍数は50～100/分とされていて、それより少ない場合も多い場合も、不整脈に含まれます

QRS波の異常で考えられることは？

心電図の横軸は時間を表しているので、QRS波の幅は心室の収縮《しゅうしゅく》にかかった時間を示すことになります。正常の波形に比べ、QRS波の幅が広くなることがあります。**心室の収縮に時間がかかったということです。**

QRS波に異常が見られるケースとして、主に次のものがあります。

❶心室頻拍の疑い

心室頻拍《しんしつひんぱく》（→P.56）は、心室から出た電気刺激が原因で頻脈が起きるもの。幅の広いQRS波が出現する。

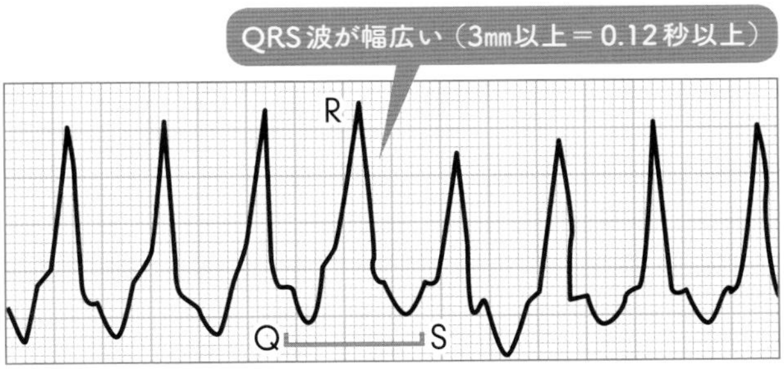

心室頻拍では、QRS波の幅が広くなる。

❷心室期外収縮の疑い

心室から出る電気刺激によって起こる不整脈には、心室《しんしつ》期《き》外収縮《がいしゅうしゅく》（→P.80）もある。上室（洞結節や心房など、心室より上にある部位）から指令がくるのを待たず、心室からの指令で心室が収縮してしまうもので、通常なら見られるQRS波に先行するP波が見られない。

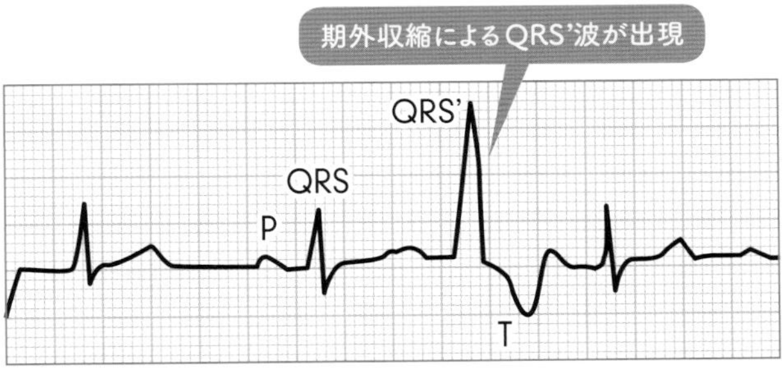

正常時より早いタイミングで、心室の興奮を表すQRS'波が出現する。

❸房室ブロックの疑い

P波とQRS波の出方がばらばらだったり、QRS波が出たり出なかったりと、QRS波が出現するリズムに異常が現れることがある。心房を興奮させる電気刺激は出ているのに、房室結合部などに問題があって、電気刺激が心室にうまく伝わらなくなる房《ぼう》室《しつ》ブロック（→P.66～77）などが考えられる。

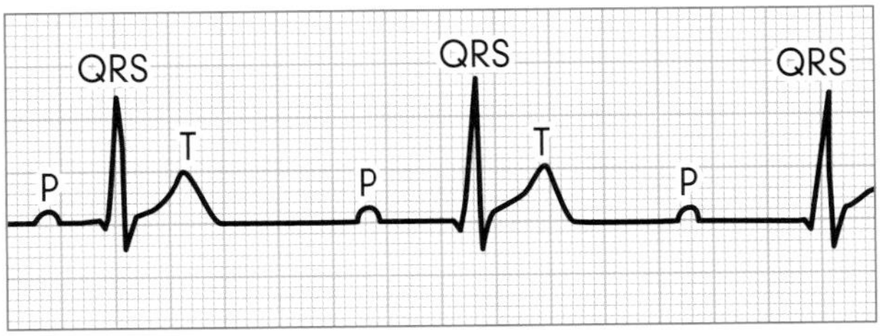

これはウェンケバッハ型房室ブロックの波形。QRS波の出方がばらばらになる。

4 心房から心室に興奮が伝わる「PQ時間」

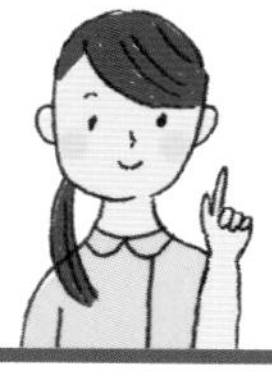

P波の始まりからQ波の始まりまでの時間（PQ時間）を見ることでも、さまざまな異常を発見することができます。

PQ時間＝心房の興奮から心室の興奮までの時間

心電図を見るときには、1つ1つの波がどうなっているかだけでなく、波と波の間隔を見ることも大切です。**PQ時間はP波の始まりからQ波の始まりまでの時間**で、心電図を見るときの重要なポイントといえます。

PQ時間とは？

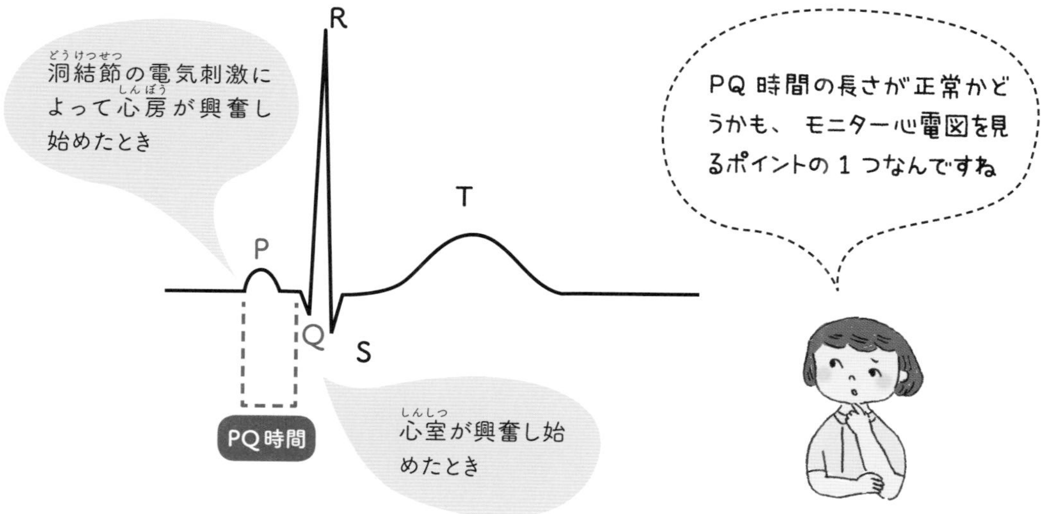

P波は心房《しんぼう》の興奮、QRS波は心室《しんしつ》の興奮を示しています。したがって、PQ時間は**洞結《どうけっ》節《せつ》の電気刺激によって心房が興奮し始めたときから、その刺激が房室結節《ぼうしつけっせつ》などの刺激伝導系《しげきでんどうけい》を伝わり、心室が興奮し始めたときまでの時間**を表しています。

PQ時間の異常で考えられることは？

PQ時間の長さに異常が見られる場合には、刺激伝導系に何らかの異常があり、電気刺激が心房から心室に伝わりにくくなっていることが考えられます。このような不整脈を**房《ぼう》室《しつ》ブロック**といいます。

次の2種類を押さえておきましょう。

❶第2度房室ブロックの疑い

PQ時間が徐々に長くなったり、P波はあるのにときおりQRS波が脱落したりする場合には、第2度房室ブロック（→P.68）が考えられる。心房から心室への電気刺激の伝導が、ときどき途切れてしまう不整脈。

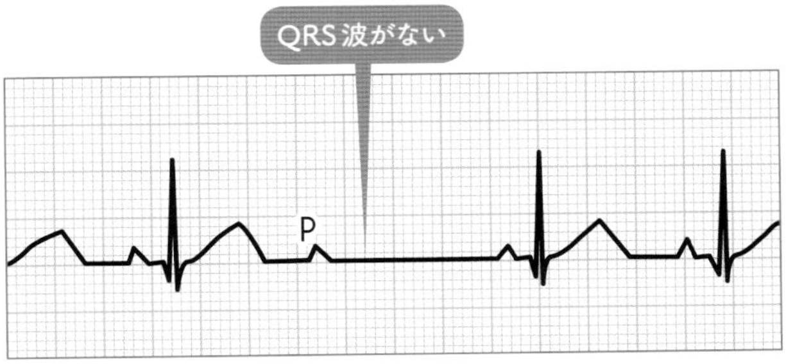

これは第2度房室ブロックの中でも、モビッツⅡ型の例。P波はあるのに、QRS波が脱落している！

❷第3度房室ブロックの疑い

正常であればいつも一定であるPQ時間が、まったく不規則になる場合には、第3度房室ブロック（→P.74）が考えられる。心房と心室の間の伝導が、完全に途切れてしまっているので、P波とQRS波が無関係に現れる。

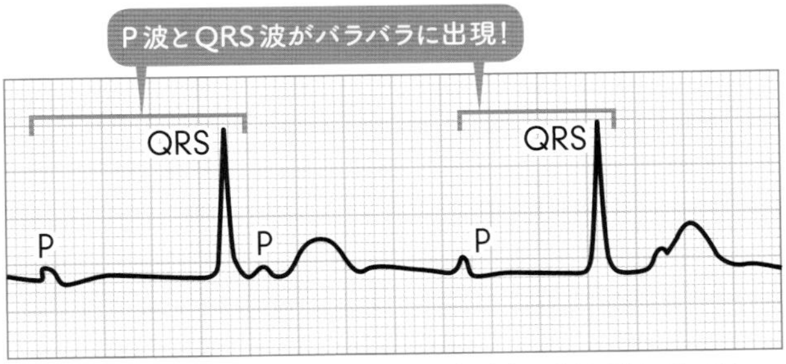

心室は補充収縮するので、P波とQRS波がバラバラに現れている！

Check!

第3度房室ブロックの場合、心房は洞結《どうけっ》節《せつ》からの刺激で興奮しますが、心室にはその刺激が伝わってこないため、心室はみずからの刺激で補充収縮します。そのため、心室は心房とは無関係に、ゆっくりしたリズムで収縮を繰り返し、PQ時間がすべて異なることになるのです。

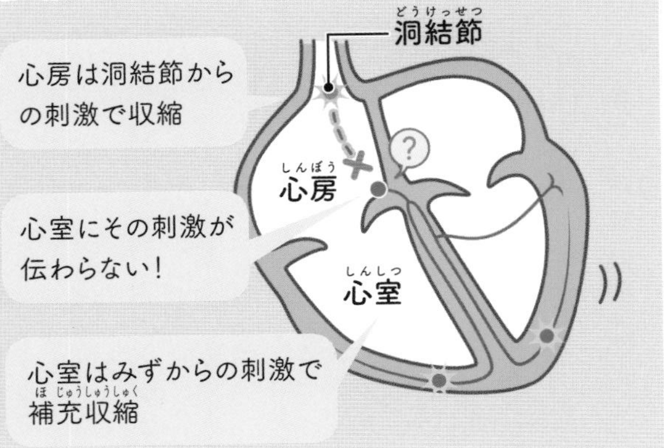

5 心室が興奮し、それが回復するまでの「QT時間」

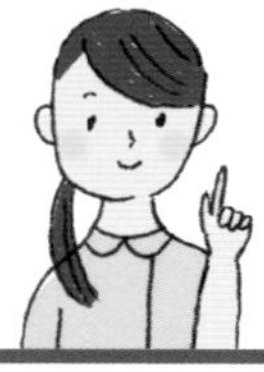

Q 波の始まりから T 波の終わりまでの時間（QT 時間）も、 大事なチェックポイントの 1 つです。 とくに T 波の長さに注意しましょう。

QT時間＝心室が興奮を始めてから回復するまで

QT時間は、Q波の始まりから、T波の終わりまでの時間を示しています。 QRS波は心室《しんしつ》の興奮を表し、T波はその興奮からの回復を表しています。

つまり、QT時間は心室が興奮し始めてから、その興奮が回復するまでの時間と考えることができます。

QT時間とは？

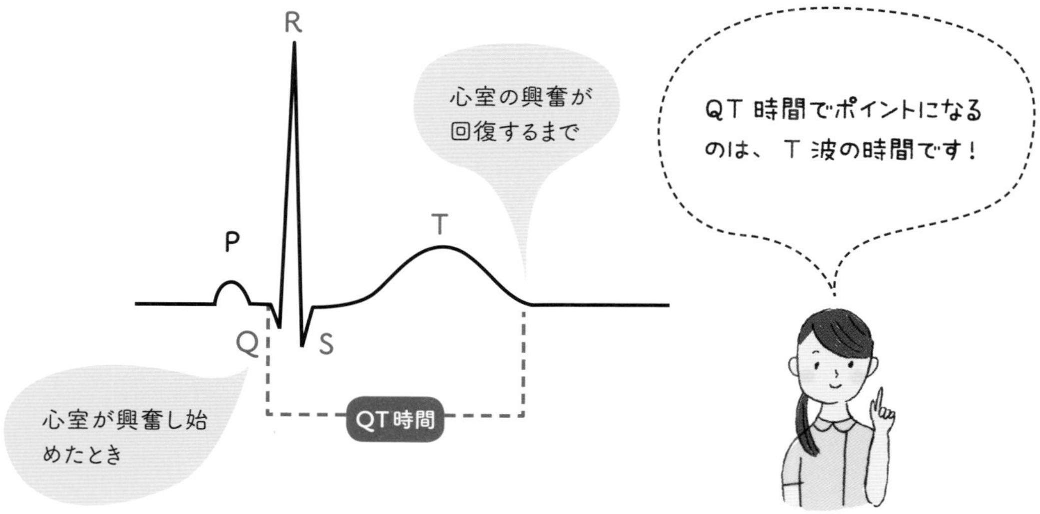

QT時間には、QRS波の時間よりも、T波の時間のほうが大きな影響を及ぼします。そのため、**QT時間は主に心室が興奮から回復するのに要する時間の指標**と考えられています。

QT時間を見る際は心拍数も考慮する

QT時間は、心拍数の影響も受けます。 心拍数には個人差があり、心拍数が少なければ、RR間隔（R波の頂点から、次のR波の頂点までの間隔）が長くなり、QT時間も長くなります。反対に心拍数が多ければ、RR間隔は短くなり、QT時間も短くなるからです。

心拍数が少なく、RR間隔が長い場合 → QT時間も長くなる

とくに異常がないのに、QT時間が異常値を示してしまうことがあり得る。

心拍数が多く、RR間隔が短い場合 → QT時間も短くなる

本当は異常があるのに、QT時間が正常範囲に入ってしまうことがあり得る。

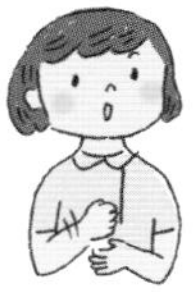

そこで、QT時間を評価する場合には、RR間隔によって補正し、**補正QT時間**を求めることがあります。補正QT時間は**QTc時間**と表記し、下の計算式で求めます。

$$\text{QTc（秒）} = \frac{\text{QT（秒）}}{\sqrt{\text{RR}}\text{（秒）}}$$

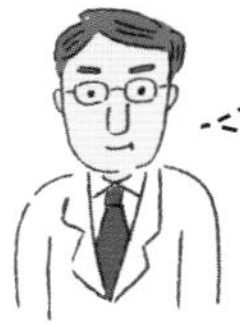

QT時間の異常で考えられることは？

QT時間の異常で考えられるのは、**QT延長症候群**（→P.116）です。

QT延長症候群の疑い

QT時間が長くなっている場合に考えられるのは、QT延長症候群です。QT時間が、男性で0.44秒を超える場合、女性で0.46秒を超える場合に、QT延長症候群と診断されます。

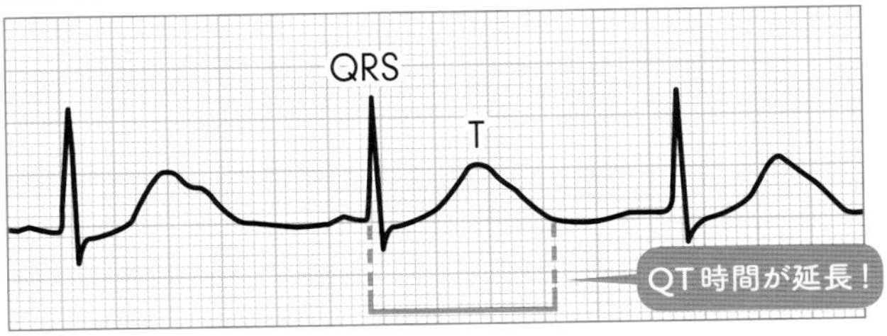

QT時間が正常の範囲よりも長くなっている！

QT延長症候群には、先天性のものと後天性のものとがあります。先天性のQT延長症候群は、突然死を起こすこともある危険な不整脈です。後天性のQT延長症候群は、薬物（抗不整脈薬など）の副作用でも起こりますし、電解質異常（低カリウム血症など）でも起こることがあります。

6 ST部分は虚血性心疾患の診断に使われます

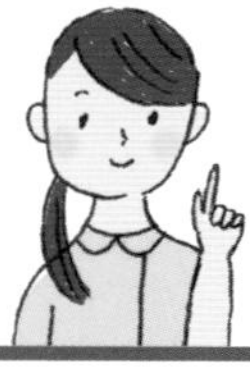

ST部分を見ることで、狭心症や心筋梗塞などの疑いをチェックすることができます。

ST部分＝心室の興奮から回復への移行期

S波が終わったところから、T波が始まる頃までをST部分といいます。心室《しんしつ》が興奮し、それが終わったところから、興奮からの回復に向かうまでの移行期に当たります。

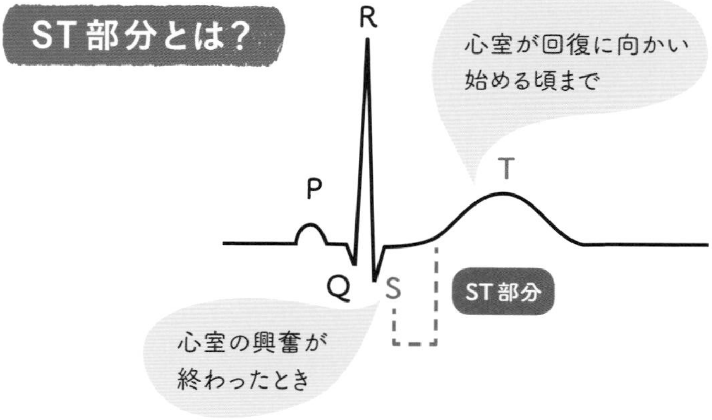

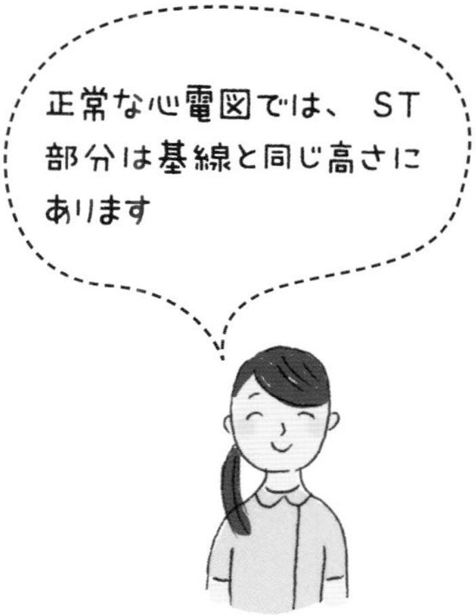

ST部分の異常で考えられることは?

ST部分が基線より下降した場合には狭心症《きょうしんしょう》（→P.108）、上昇した場合には心筋梗塞《しんきんこうそく》（→P.110）が考えられます。

狭心症の疑い

ST部分が基線より下降している場合に考えられるのは狭心症です。冠動脈《かんどうみゃく》の動《どう》脈硬化《みゃくこうか》が進行して心筋が虚血《きょけつ》状態になると、ST部分が水平を保ったまま、あるいは右下がりの状態で下降します。

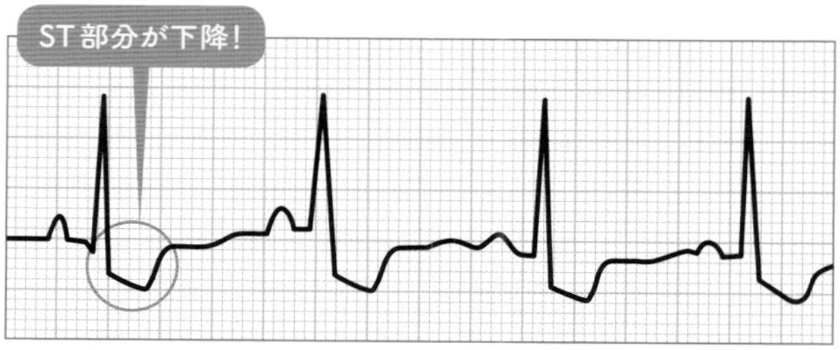

これは狭心症の心電図の例。ST部分が基線より下降している!

Part 3

不整脈の心電図

不整脈とは、正常洞調律（心拍数50〜100／分）以外のリズムで心臓が拍動している状態のことです。不整脈の種類によって、現れる波形の特徴が異なりますので、見分けるポイントをつかみましょう。

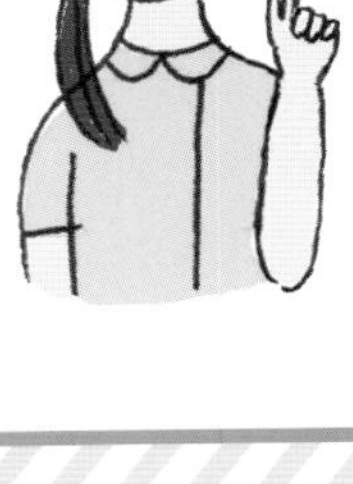

第3話 | 不整脈の波形を見てみよう！

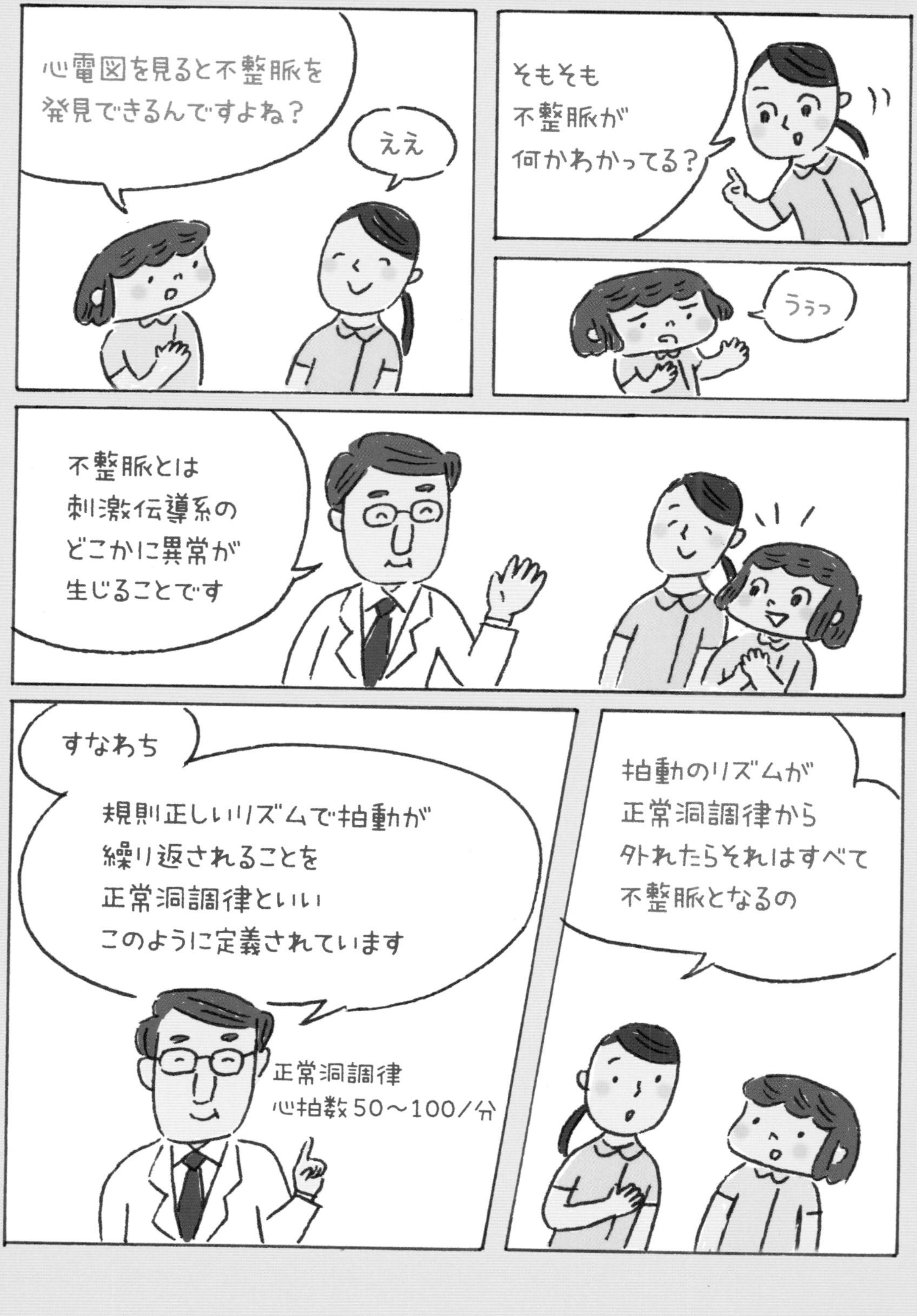

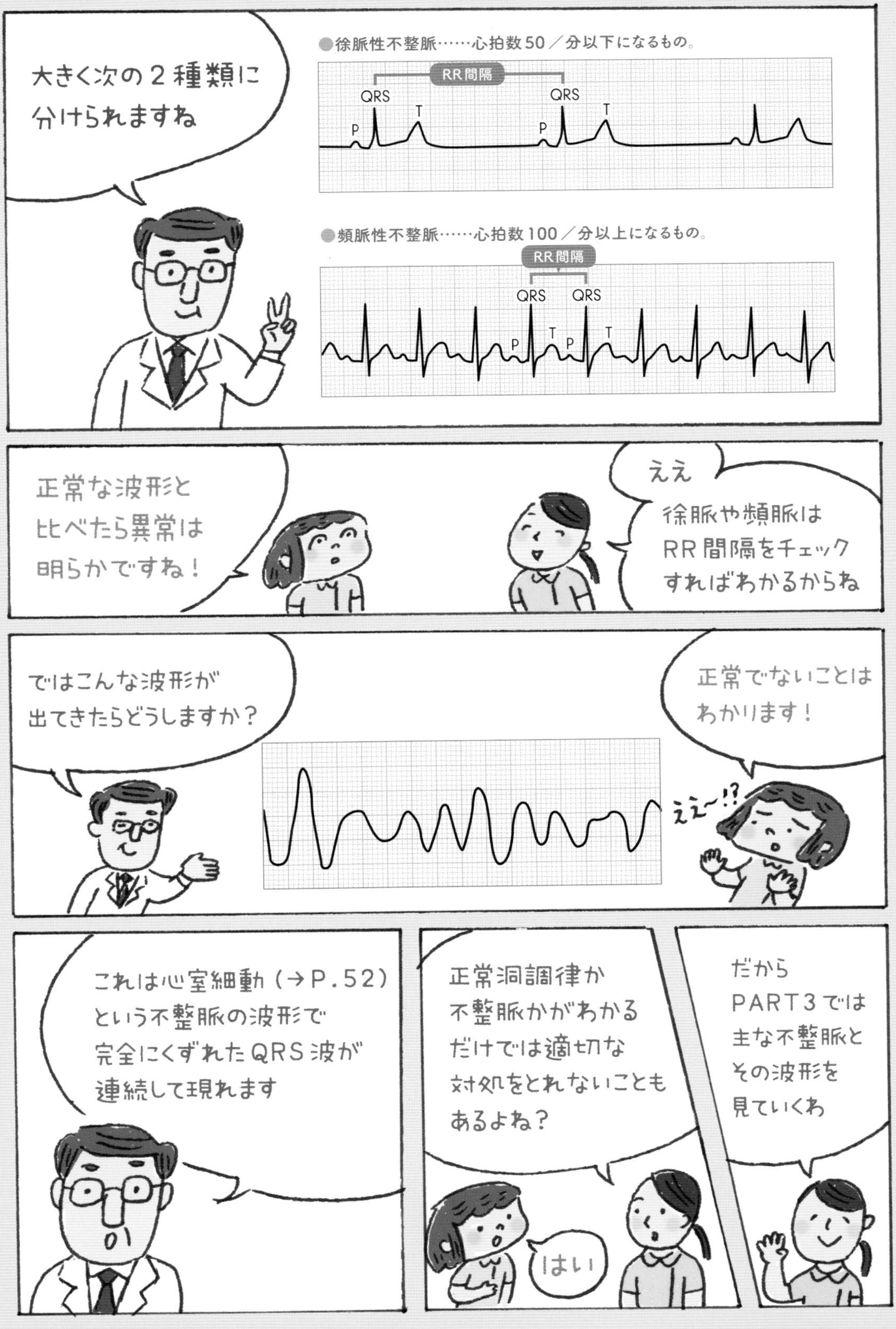
大きく次の２種類に分けられますね
●徐脈性不整脈……心拍数50／分以下になるもの。
RR間隔
QRS
T
P
QRS
T
P
●頻脈性不整脈……心拍数100／分以上になるもの。
RR間隔
QRS
QRS
P
T
P
T
正常な波形と比べたら異常は明らかですね！
ええ
徐脈や頻脈はRR間隔をチェックすればわかるからね
ではこんな波形が出てきたらどうしますか？
正常でないことはわかります！
ええ〜!?
これは心室細動（→P.52）という不整脈の波形で完全にくずれたQRS波が連続して現れます
正常洞調律か不整脈かがわかるだけでは適切な対処をとれないこともあるよね？
はい
だからPART3では主な不整脈とその波形を見ていくわ

1 不整脈の基本を理解しましょう

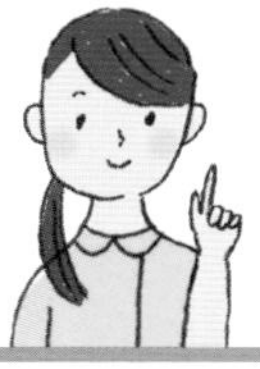

不整脈とは、規則正しい洞調律とは異なるリズムで心臓が動いている状態のことです。さまざまなパターンがあります。

規則正しいリズムで拍動していることを正常洞調律という

心臓の正常な拍動《はくどう》は、右《う》心房《しんぼう》の上方に位置する洞結節《どうけっせつ》で発生した電気刺激が、心房を伝わって房室結節《ぼうしつけっせつ》に入り、ヒス束《そく》から右脚《うきゃく》と左脚《さきゃく》へと伝わり、プルキンエ線維《せんい》を介して左右の心室《しんしつ》に伝えられることで起こります。

正常な人の心臓では、このような拍動が規則正しいリズムで繰り返されていきます。 このような状態を**正常洞調律《せいじょうどうちょうりつ》**とよびます。

正常洞調律の心拍数……50～100／分とされている！

↕

不整脈とは、正常洞調律以外の調律と定義されている！

正常洞調律とは？

❶洞結節《どうけっせつ》

↓ 心房《しんぼう》が興奮

❷房室結節《ぼうしつけっせつ》

↓

❸ヒス束《そく》

↓

❹右脚《うきゃく》・左脚《さきゃく》（前枝《ぜんし》・後枝《こうし》）

↓

❺プルキンエ線維《せんい》

↓ 心室《しんしつ》が興奮

心室が興奮から回復

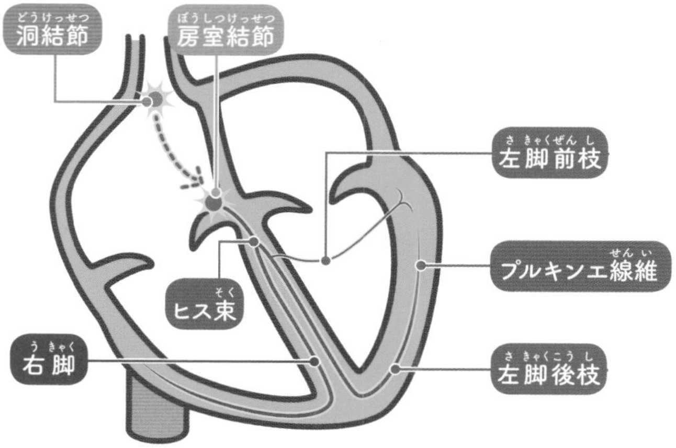

不整脈の種類は大きく2つに分けられる

不整脈が起きているということは、**刺激伝導系《しげきでんどうけい》の一連の電気的な流れに、何らかの異常が起きている**ことを意味しています。

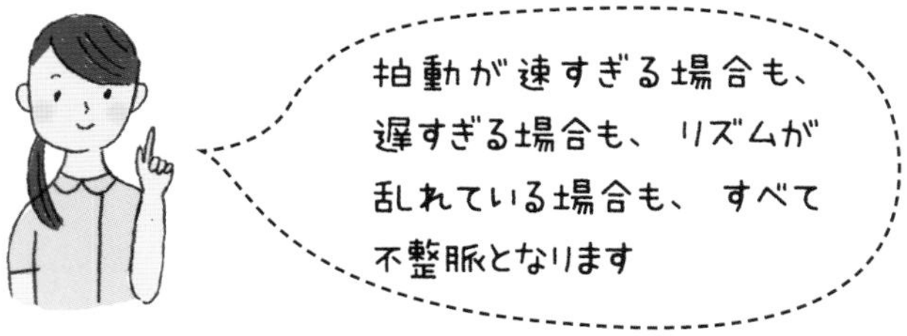

不整脈は、**徐脈性不整脈《じょみゃくせいふせいみゃく》**と**頻脈性不整脈《ひんみゃくせいふせいみゃく》**の2つに大きく分けられます。

- 徐脈性不整脈《じょみゃくせいふせいみゃく》……心拍数が50／分以下になるもの。

心拍数が極端に減った状態！

- 頻脈性不整脈《ひんみゃくせいふせいみゃく》……心拍数が100／分以上になるもの。

心拍数が極端に増えた状態！

徐脈性不整脈には洞不全症候群《どうふぜんしょうこうぐん》(→P.84)、房室《ぼうしつ》ブロック（→P.66～77)、心静止《しんせいし》（→P.62) などがあります。一方、頻脈性不整脈は、電気的興奮の発生する部位によって、**上室性不整脈《じょうしつせいふせいみゃく》**と**心室性不整脈《しんしつせいふせいみゃく》**に分類されます(→下図)。

上室性不整脈と心室性不整脈

上室性不整脈《じょうしつせいふせいみゃく》

上室（洞結節、心房、房室結節、ヒス束）から発生した電気的な刺激により拍動が起き、不整脈が生じている。

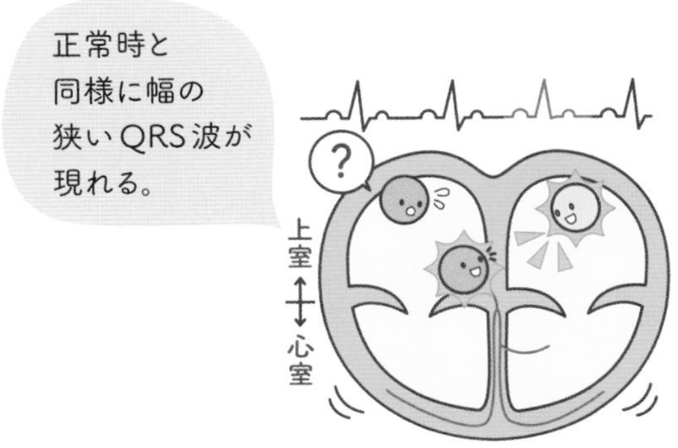

- 心房期外収縮《しんぼうきがいしゅうしゅく》（→P.78）
- 心房細動《しんぼうさいどう》（→P.88）
- 心房粗動《しんぼうそどう》（→P.92）
- 発作性上室頻拍《ほっさせいじょうしつひんぱく》（→P.96）

など

心室性不整脈《しんしつせいふせいみゃく》

心室で発生した電気的な刺激により、拍動が起きている。

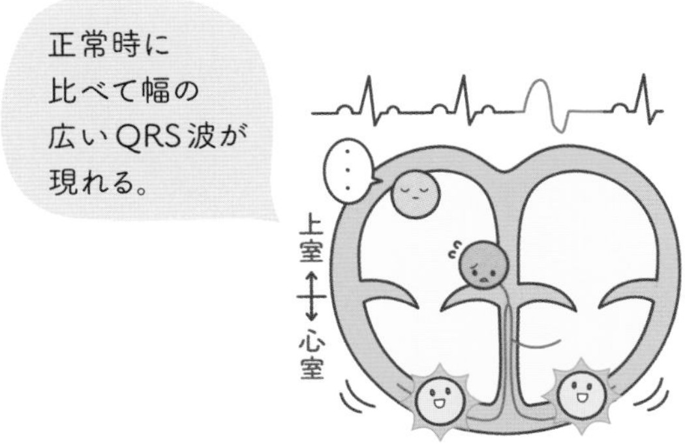

- 心室細動《しんしつさいどう》（→P.52）
- 心室頻拍《しんしつひんぱく》（→P.56）
- トルサー・ド・ポアンツ（→P.60）
- 心室期外収縮《しんしつきがいしゅうしゅく》（→P.80）

など

徐脈性不整脈はどうして起こるのか？

徐脈性不整脈では、心拍数が50／分以下になります。

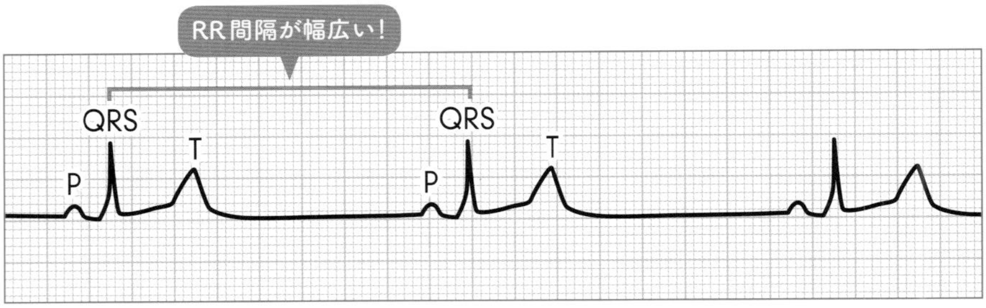

洞性徐脈

P波、QRS波、T波は規則正しく現れるが、RR間隔が幅広くなる（心拍数50／分以下）。

徐脈性不整脈の起こり方は、**❶電気刺激の生成能力低下**、**❷電気刺激の伝導遅延**、**❸電気刺激の伝導途絶**という3つに分類することができます。

❶ 電気刺激の生成能力低下

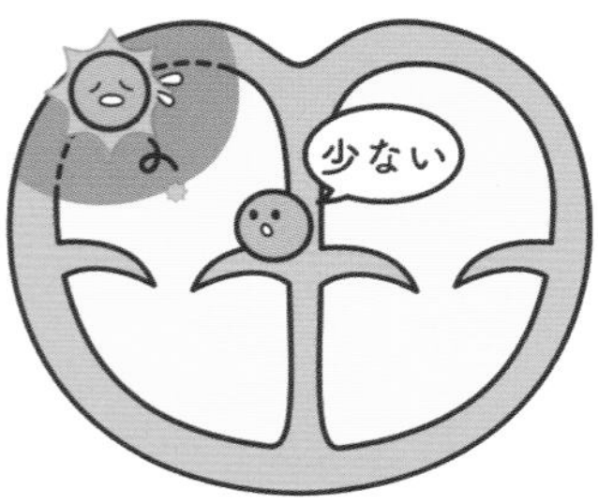

電気刺激を生み出す能力が低下している!

❷ 電気刺激の伝導遅延

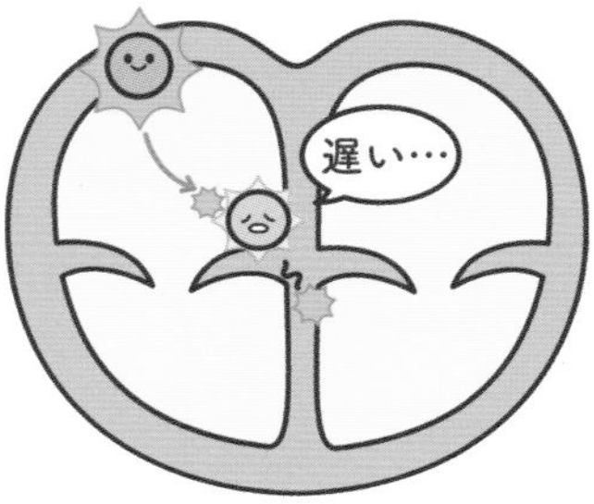

電気刺激を伝えるのが遅くなっている!

❸ 電気刺激の伝導途絶

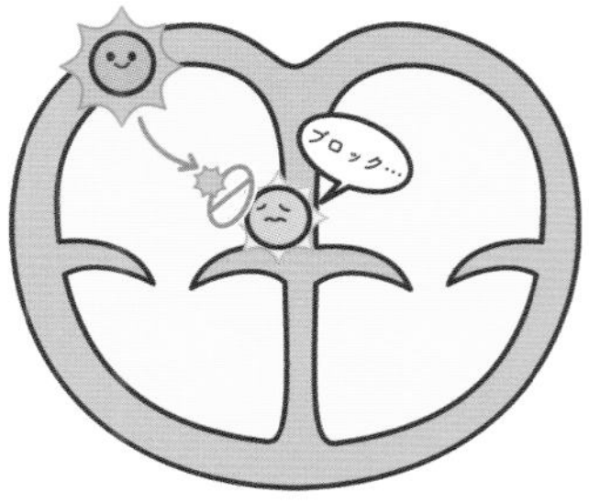

電気刺激を伝えられなくなっている!

たとえば、洞不全症候群（→P.84）は、洞結節で電気刺激を生み出す能力が低下するか、あるいは洞結節から心房への電気刺激が伝導途絶することによって起こります。❶か❸が原因です。

また、房室ブロック（→P.66～77）は、房室結節かヒス束で、伝導遅延や伝導途絶を生じることによって起こります。❷か❸が原因です。

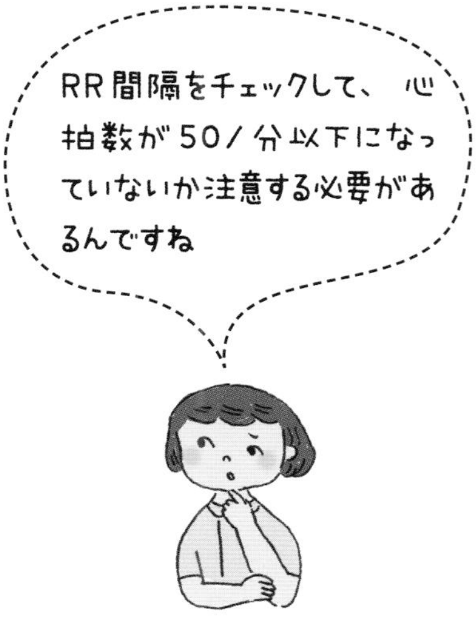

頻脈性不整脈はどうして起こるのか？

頻脈性不整脈では、心拍数が100／分以上になります。

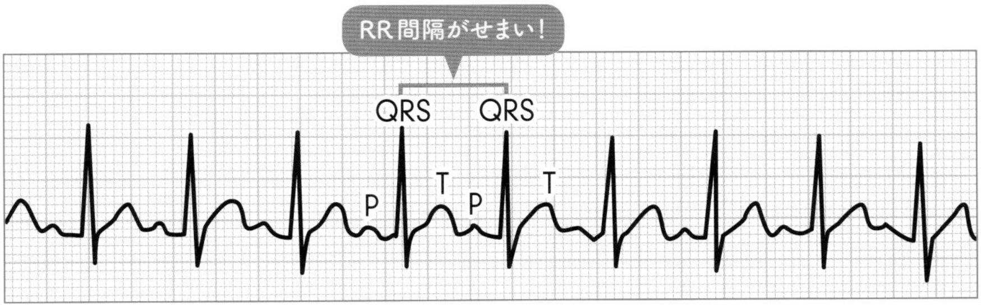

洞性頻脈

P波、QRS波、T波は規則正しく現れるが、RR間隔の幅が狭くなる（心拍数100／分以上）。

頻脈性不整脈の発生メカニズムには、**❶リエントリー**、**❷異常自動能《いじょうじどうのう》**、**❸トリガード・アクティビティ（撃発活動《げきはつかつどう》）**という3つの種類があります。

❶リエントリー

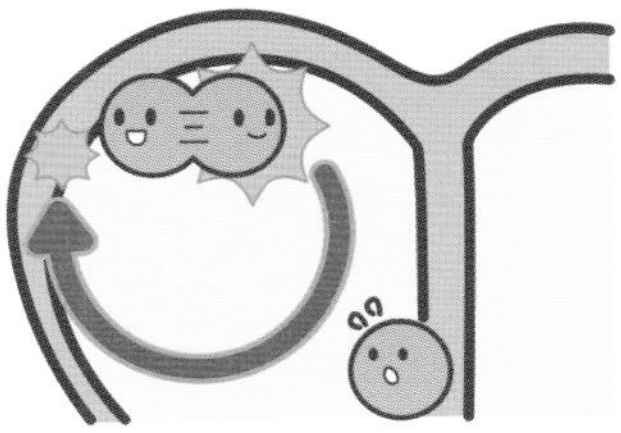

電気刺激による興奮が旋回《せんかい》し（グルグルと回り）、繰り返し同じ部位を興奮させる状態のこと。1回の電気刺激により、何回も電気的興奮を繰り返す（くわしいしくみは97ページ）。

❷異常自動能《いじょうじどうのう》

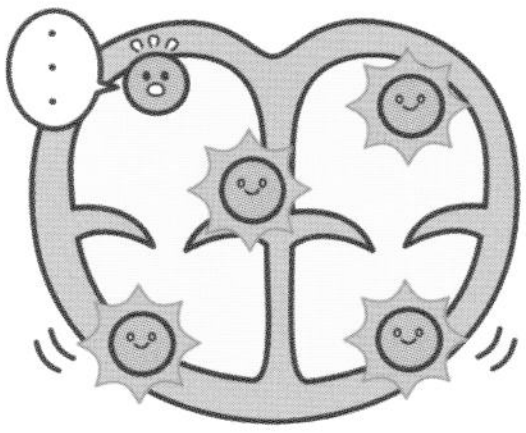

洞結節以外の部位から電気刺激を発生させること。洞結節以外の部位が電気刺激を発生させることで、拍動が過度になる。

❸トリガード・アクティビティ（撃発活動《げきはつかつどう》）

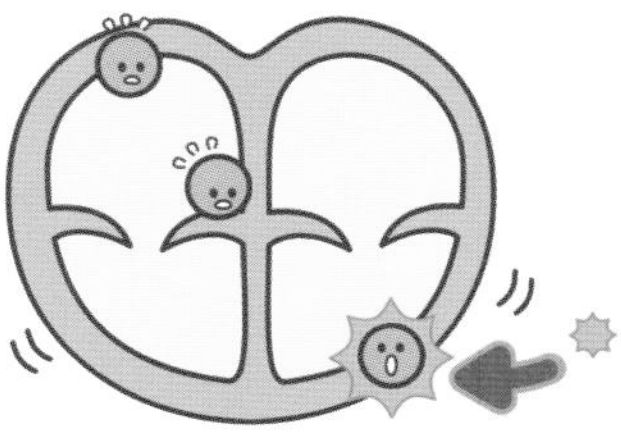

何らかの刺激がトリガー（引き金）となって、心臓のある部分に異常な興奮が発生すると、それに引き続いて、洞結節からの電気刺激とは無関係に、その部分から興奮が続いて発生する。それにより、拍動が過度になる。

異常自動能とトリガード・アクティビティによる頻脈性不整脈は、持続しても30秒以下です。頻脈性不整脈が30秒以上持続する場合には、リエントリーによるものと考えてほぼ間違いありません

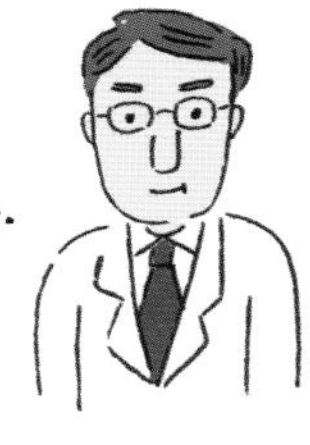

2 心室細動（VF）の基本と心電図の見方

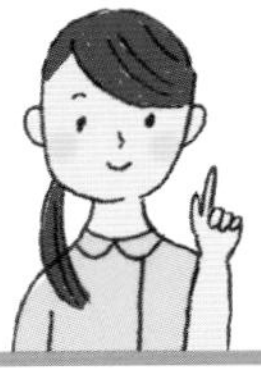

心室細動は、致死性の不整脈です。心室細動の波形が見えた場合には、迅速な対応が求められますので、ポイントをしっかり押さえておきましょう。

心室細動って、何だろう？

心室細動《しんしつさいどう》とは、**心室がけいれん状態に陥り、全身に血液を送り出せなくなる不整脈**です。心停止《しんていし》につながることもあるため、もっとも危険な不整脈といえます。

心電図の特徴 QRS波の形がくずれて無秩序に出現！

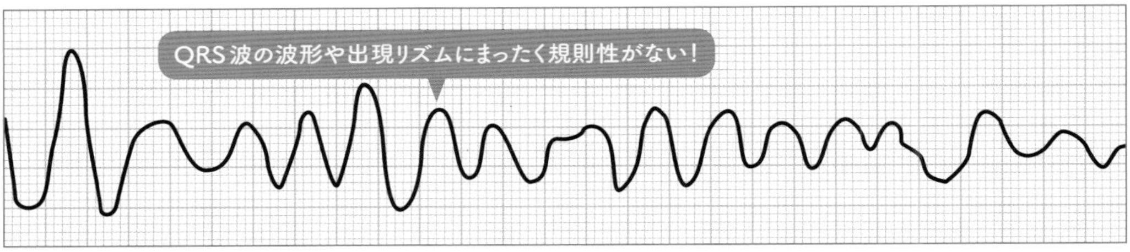

- QRS 波の形が完全にくずれて、
  大小さまざまな波形が速い速度で連続して現れる。
- 波形の高さも、幅も、間隔も、すべてバラバラになる。
- まったく規則性がないことが、心室細動《しんしつさいどう》だと判断する決め手になる。

なぜこんなに無秩序に波形が現れるんですか？

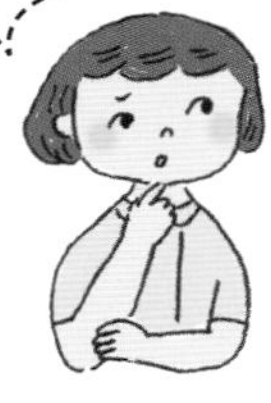

では、心室細動のメカニズムを次のページから見ていきましょう

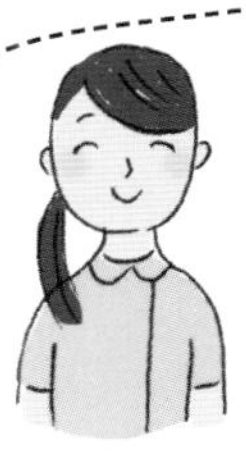

発生のメカニズム　心室でリエントリーが発生している

心室細動は**心室が細かくふるえ、けいれん状態になるもの**です。心室の心筋の多くの部位で、電気刺激がグルグルと回り続ける**リエントリー**という現象が発生するために起こります。

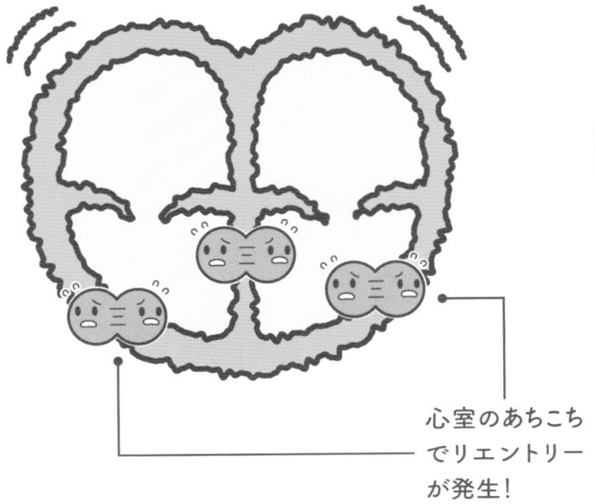

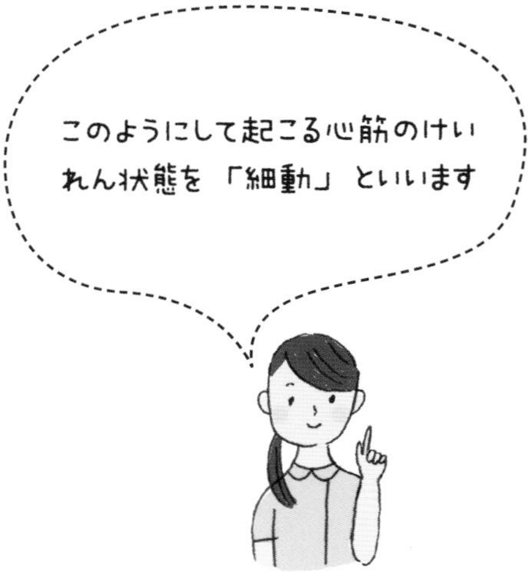

心室細動はもっとも危険度が高い不整脈

心室細動が起きると、心室は細かくふるえるだけで、しっかりと収縮《しゅうしゅく》することができなくなってしまいます。そのため、**心室内の血液を全身に送り出すことができず、心臓がポンプとしての機能を果たせなくなってしまう**のです。

すると、次のような事態につながります。

1. 心臓が血液を送り出せなくなるので、その点で心停止（→ P.63）と同じ状態になる。

2. 脳への血流も途絶え、意識が失われる。失神の状態。

3. 心室細動の状態が続くことで、いずれ心停止の状態に至る。

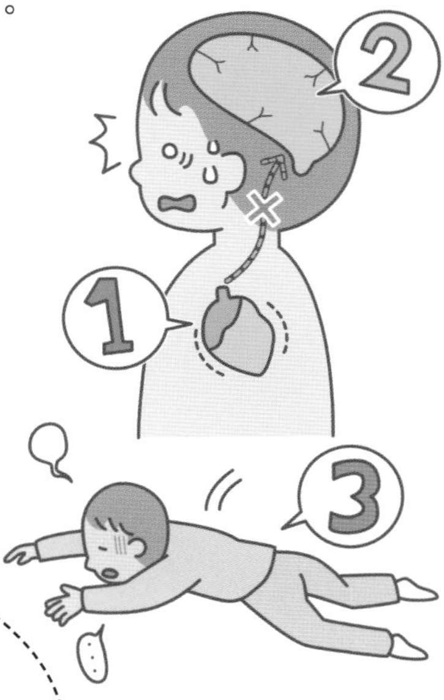

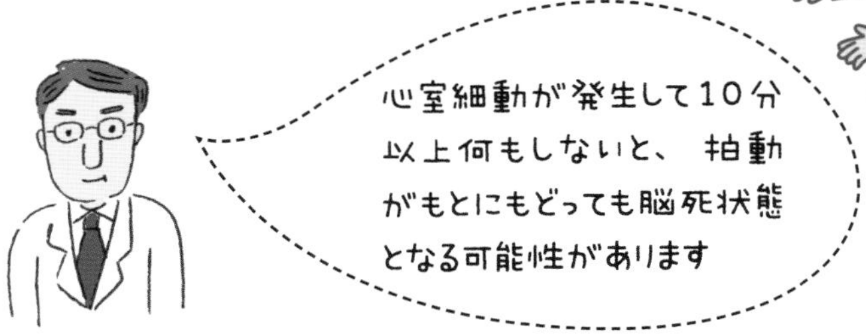

なぜ心室細動が起きるのか？

心室細動は、次のような心疾患がある場合に引き起こされます。

- 急性心筋梗塞《しんきんこうそく》
- 冠攣縮性狭心症《かんれんしゅくせいきょうしんしょう》
- 肥大型心筋症《ひだいがたしんきんしょう》 など

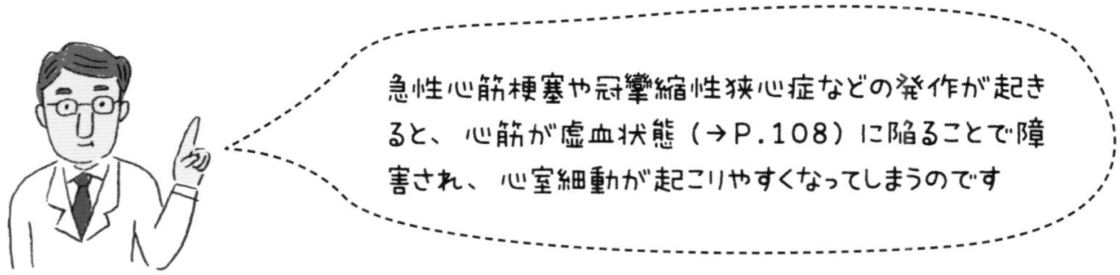

ほかの不整脈が起きたときに、それをきっかけとして心室細動に移行することもあります。ブルガダ症候群（→P.114）やQT延長症候群（→P.116）から、心室細動が起きてしまうこともあります。J波症候群（早期再分極症候群）や胸部を強打したときなどに起こる心臓震とうも、心室細動を引き起こすことがあります。

緊急度と対処方法　落ちついてすみやかに対処することが大事！

心室細動が起こると心室は血液を送り出せなくなり、その点では心停止と同じです。**すみやかな処置を必要とする致死性の不整脈**といえます。

モニター心電図で心室細動の波形が見られた場合には、すみやかに次のような対処を行います。

モニター心電図で心室細動の波形が見られた！

1 すぐに患者さんの意識の状態と脈を調べる

心室細動では、脳への血流が途絶えるため、発生から数秒で意識が失われる。正常な拍動が失われ、心臓から血液を送り出せなくなるので、脈も触れなくなる。

↓

患者さんの意識がなく、脈がないことも確認できた場合には緊急の対処が必要になる！

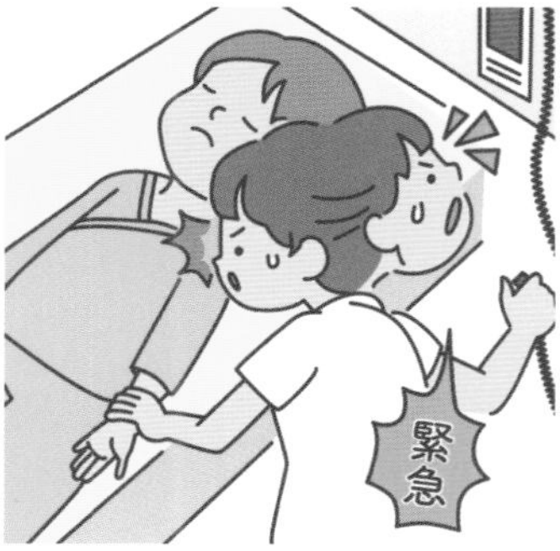

2 早急に医師を呼び、電気的除細動器《でんきてきじょさいどうき》の手配をする

心室細動は発生から1分経過するごとに、救命率が7～10%の割合で低下する。早急に医師を呼び、あわせて電気的除細動器の手配も行う。できるだけ早い段階で電気的除細動を行う。

電気的除細動

心臓に電気ショックを与えることで、心筋の異常な興奮をリセットし、細動を停止させること。電気的除細動器は医師が使用する。

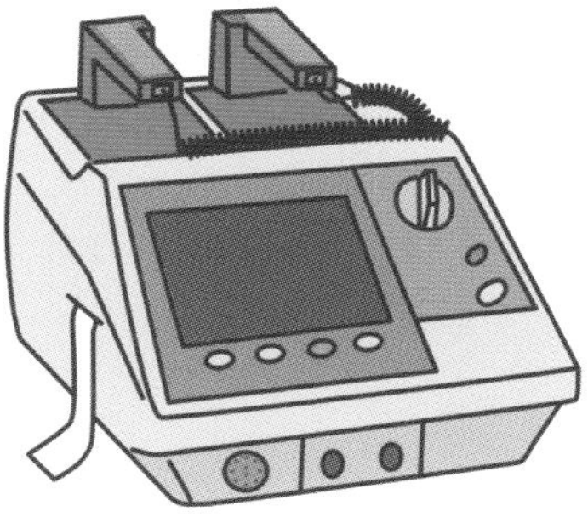

3 2と同時にCPR（心肺蘇生法《しんぱいそせいほう》）を開始する

CPR（心肺蘇生法）は電気的除細動が行える状況になるまで、胸骨圧迫《きょうこつあっぱく》（いわゆる心臓マッサージ）によって続ける。

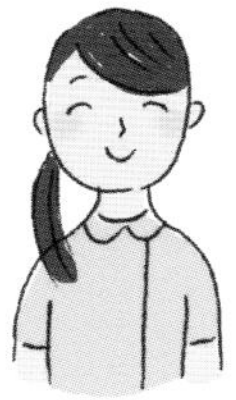

医師を呼びに行く人、電気的除細動器を準備する人、CPRを行う人など、複数人で連携することが重要です！

Check!

AEDは医師以外でも使用できる

AED（自動体外式除細動器）は医師以外でも使用することができます。医師が到着する前にAEDが使用できる場合には、AEDによる除細動を行いましょう。

AEDの電源を入れ、患者さんの胸部にパッドを貼ると、AEDが自動的に心電図を読み取ります。心室細動であると判断すれば、自動的に充電を開始します。全員が患者さんから離れていることを確認し、ボタンを押して除細動を行ってください。除細動がうまくいった場合には、バラバラになっていた波形が整い、心室の拍動が回復します。

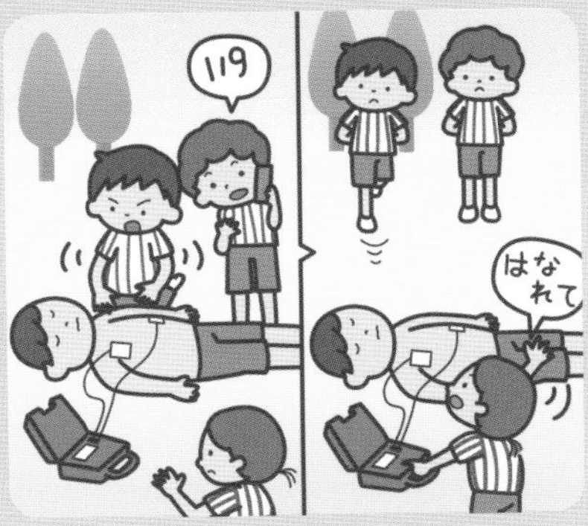

3 心室頻拍（VT）の基本と心電図の見方

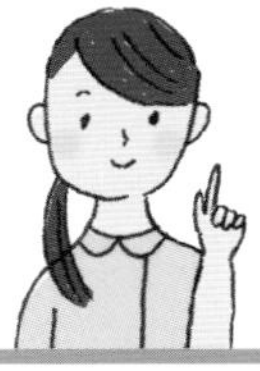

心室頻拍は心房の興奮とは別に、心室内で電気刺激が発生することで起こる不整脈です。持続時間とQRS波の形によって、4タイプに分けられます。

心室頻拍って、何だろう？

心室頻拍《しんしつひんぱく》は、**心室内で電気刺激が発生することで起こる頻脈性《ひんみゃくせい》の不整脈**です。脈が触れない場合は危険度が高くなるので、とくに注意が必要になります。電気刺激の発生源が心室にあるので、**QRS波が幅広くなる**のが特徴です。

持続時間とQRS波の形によって、次の4つに分けられます（くわしくはP.58）。

- 非《ひ》持続性《じぞくせい》心室頻拍《しんしつひんぱく》……持続時間が短い（30秒未満）。
- 持続性《じぞくせい》心室頻拍………持続時間が長い（30秒以上）。
- 単形性《たんけいせい》心室頻拍………同じ形のQRS波が出現する。
- 多形性《たけいせい》心室頻拍………異なる形のQRS波が出現する。

心電図の特徴　幅の広いQRS波が連続して出現！

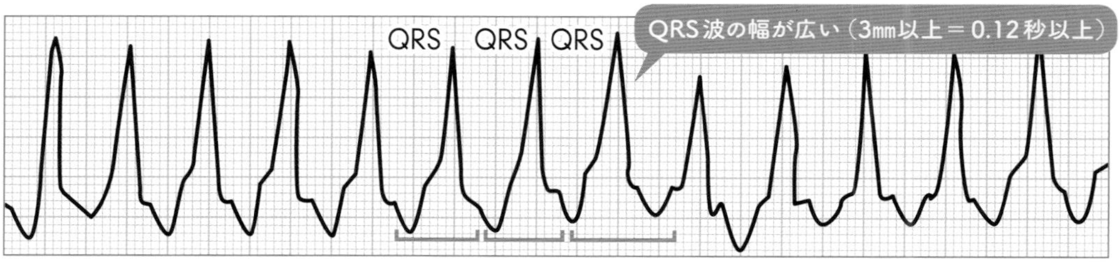

- 幅の広いQRS波（Q波の始まりからS波の終わりまでが、3mm以上＝0.12秒以上）となる。
- 幅の広いQRS波が3回以上連続して起きていること、心拍数が100／分以上になっていることが心室頻拍の診断基準となる。
- P波は見られないか、見られたとしてもQRS波とは関係なく発生している。

発生のメカニズム　心室から電気刺激が発生している

心室頻拍は、**心筋《しんきん》を興奮させる電気刺激の発生源が心室にある頻脈性の不整脈**です。心室を発生源とする興奮が3回以上連続して現れ、心拍数100／分以上のものが当てはまります。心拍数が200／分を超える場合もあります。

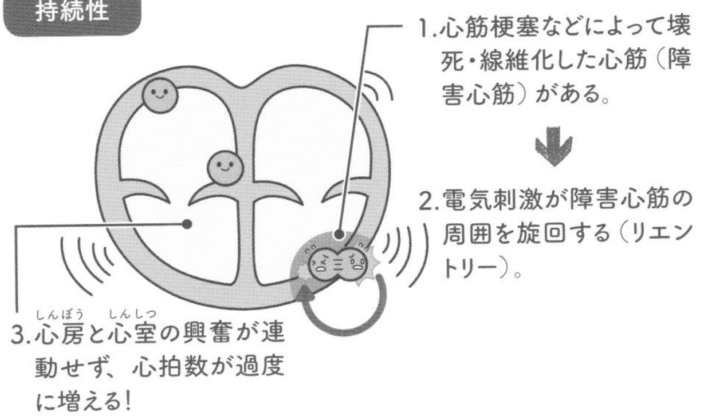

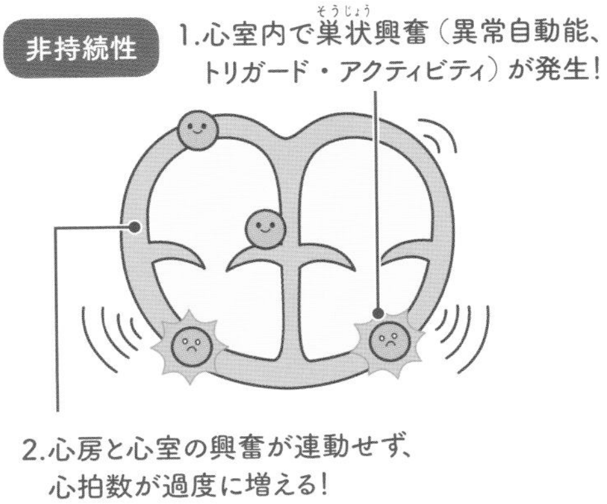

心室頻拍は血液循環に影響をおよぼす

心拍数が多くなると、**心拍出量が減少してしまいます。** 心室が拡張したときに十分な量の血液を充填《じゅうてん》できず、そのまま心室が収縮することになるため、送り出す血液量が少なくなるからです。ポンプが「空打ち」をする状態になると考えると、わかりやすいでしょう。そのため、血液循環に影響が現れます。

1. 心室が空打ち状態になり、心拍出量《しんはくしゅつりょう》が減少する。
2. 心拍出量が低下することで、血圧の低下が起こる。
3. 脳血流量が減少することで、意識低下や失神が起こることもある。
4. 心拍数が非常に多くなった場合には、脈を触れなくなることがある。

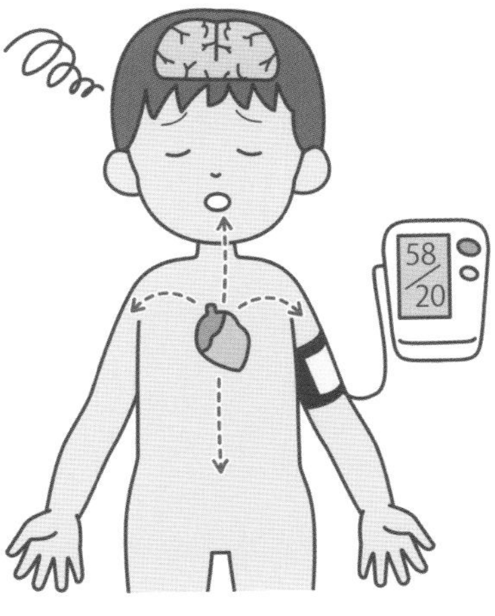

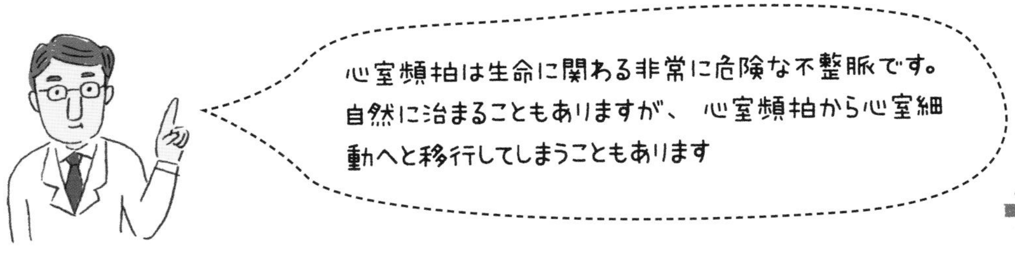

心室頻拍は大きく分けて4タイプある

心室頻拍は持続時間によって、**非持続性心室頻拍**と**持続性心室頻拍**に分類されます。

●非持続性心室頻拍《ひじぞくせいしんしつひんぱく》

持続時間が30秒未満のもの。心室内で巣状《そうじょう》興奮（異常自動能、トリガード・アクティビティ）が起こり、それによって発生した電気刺激で心室が興奮する。30秒未満で止まるため、持続性心室頻拍に比べると、危険性は高くない。

●持続性心室頻拍《じぞくせいしんしつひんぱく》

持続時間が30秒以上のもの。電気刺激が旋回《せんかい》する異常な興奮（リエントリー）によって発生。心《しん》筋梗塞《きんこうそく》などによって障害された心筋があると、その周囲を旋回するようにリエントリーが起きることがある。非持続性心室頻拍に比べて、危険性が高い。

心室頻拍はQRS波の形によって、**単形性心室頻拍《たんけいせいしんしつひんぱく》**と**多形性心室頻拍《たけいせいしんしつひんぱく》**に分類されます。

●単形性心室頻拍《たんけいせいしんしつひんぱく》

同じ形のQRS波が連続して現れる。リエントリーが原因の場合、同じ位置でリエントリーが起きていると、同じ形のQRS波が規則正しく連続して現れる。

●多形性心室頻拍《たけいせいしんしつひんぱく》

異なる形のQRS波が不規則に現れる。とくに決まっていない位置でリエントリーが起きると、1拍ごとに異なる波形が現れる。

非持続性と持続性、単形性と多形性の組み合わせにより、**❶非持続性・単形性心室頻拍**、**❷非持続性・多形性心室頻拍**、**❸持続性・単形性心室頻拍**、**❹持続性・多形性心室頻拍**という4つのタイプが考えられます。

この中でもっとも危険性が高いのは、❹持続性・多形性心室頻拍です。また、心拍数が多くなるほど、危険性は高くなります。

❶非持続性・単形性心室頻拍の心電図

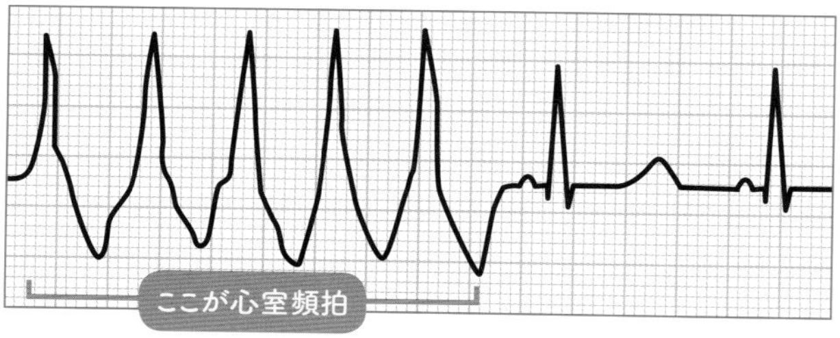

心室頻拍が30秒未満で治まった場合には、「非持続性」に分類される。異常波は同じ波形を繰り返しているので、「単形性」と判断できる。

❷非持続性・多形性心室頻拍の心電図

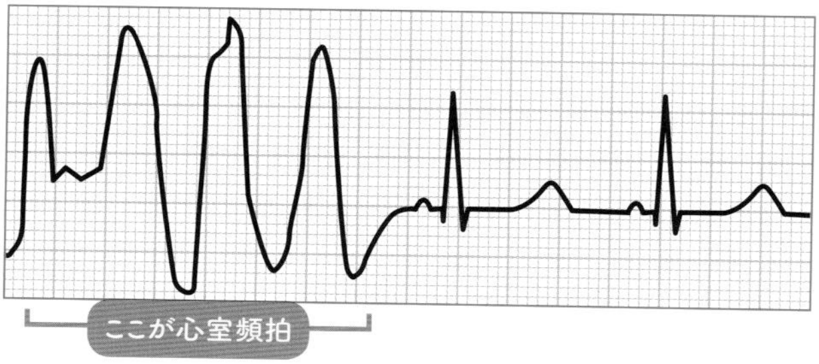

心室頻拍が30秒未満で治まった場合には、「非持続性」に分類される。異常波は1拍ごとに異なる波形が現れているので、「多形性」と判断できる。

❸持続性・単形性心室頻拍の心電図

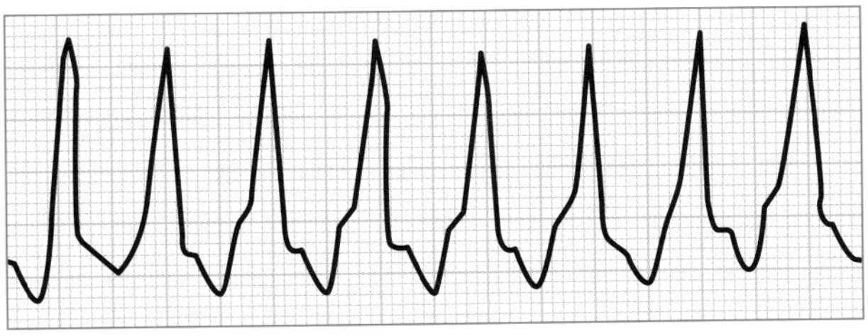

心室頻拍が30秒以上続く場合には、「持続性」に分類される。異常波は同じ波形を繰り返しているので、「単形性」と判断できる。

❹持続性・多形性心室頻拍の心電図

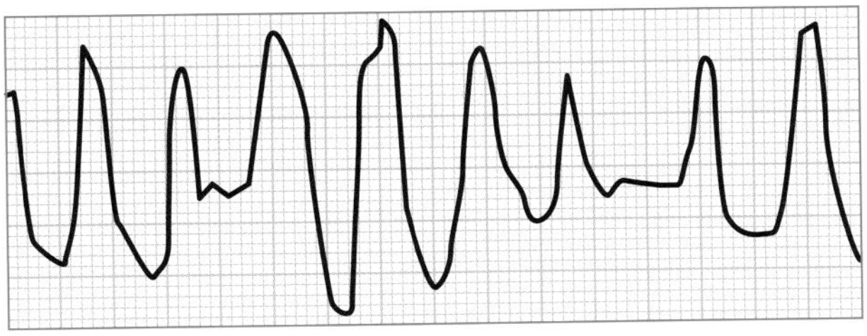

心室頻拍が30秒以上続く場合には、「持続性」に分類される。異常波は1拍ごとに異なる波形が現れているので、「多形性」と判断できる。

緊急度と対処方法　タイプによって危険度が異なる

緊急度は非持続性か持続性か、単形性か多形性かによって異なります。

1. 非持続性・単形性心室頻拍…………緊急度はあまり高くない。
2. 非持続性・多形性心室頻拍…………自然に治まっても、再発には注意する。
3. 持続性・単形性心室頻拍……………危険度が高くなる。心拍数が多い場合には、血圧低下や脳血流の低下から意識障害などを起こす危険性もある。
4. 持続性・多形性心室頻拍……………もっとも緊急度が高い。心拍数が多くなるほど危険。心室細動（→P.52）に移行することがあるため、早急に対処する必要がある。

心室頻拍が見られた場合には、患者さんの脈と意識を確認してから対応します。

脈が触れて意識もはっきりしている場合

医師を呼ぶ。抗不整脈薬による治療の対象となる。

脈が触れない場合

すぐにCPR（心肺《しんぱい》蘇《そ》生法《せいほう》）を開始し、医師を呼び、電《でん》気《き》的除細動《てきじょさいどう》器《き》を手配する。AED（自動体外式除細動器）がある場合には、医師の到着を待たず、AEDによる除細動を行う。

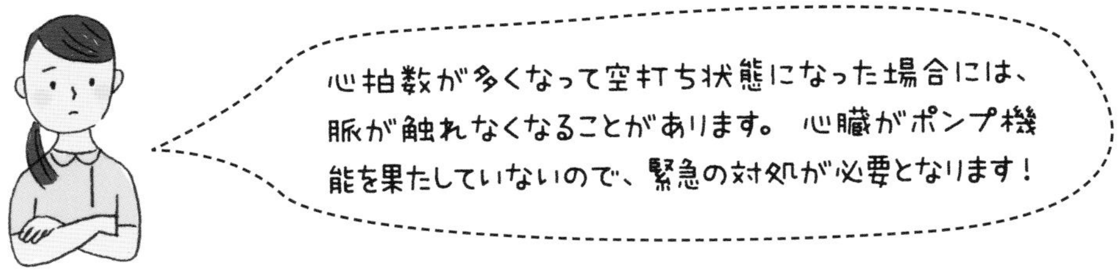

4 トルサー・ド・ポアンツ（TdP）の基本と心電図の見方

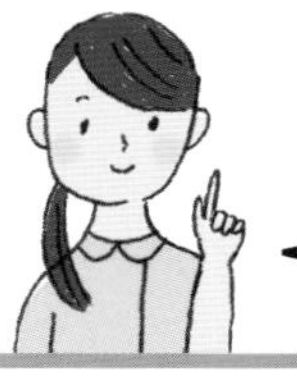

トルサー・ド・ポアンツは心室頻拍の1種で、特徴的な紡錘形の心電図を描き出します。

トルサー・ド・ポアンツって、何だろう？

トルサー・ド・ポアンツは、心室頻拍《しんしつひんぱく》の特殊型とされる不整脈です。**多形性心室頻拍《たけいせいしんしつひんぱく》の一種で、異なる形のQRS波が不規則に現れます。**

通常の多形性心室頻拍の心電図では、QRS波の現れ方に規則性がありません。それに対して、トルサー・ド・ポアンツの心電図では、下図のように**幅の広いQRS波はリボンがねじれるように尖端が変化し、紡錘形《ぼうすいけい》を描くように出現するのが特徴的**です。

心電図の特徴　幅の広いQRS波が紡錘形を描いて出現！

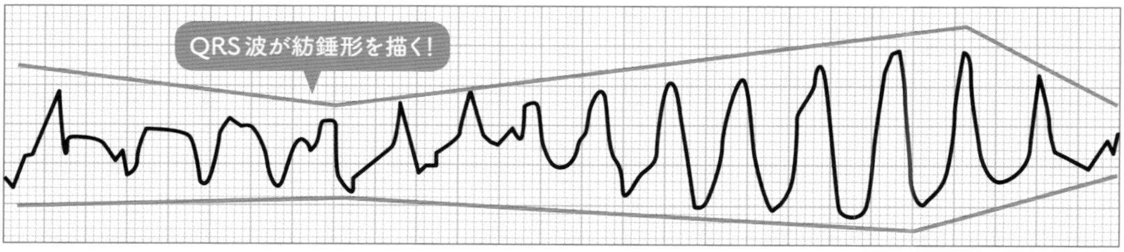

- 電気刺激の発生源が心室《しんしつ》にあるため、QRS波は幅の広い波形となる。
- 波形の高さが一定の規則性で増えたり、減ったりして、全体として紡錘形《ぼうすいけい》を表す。まるで基線を中心にしてリボンがねじれているように見える。

トルサー・ド・ポアンツは心室頻拍の特殊型で、通常の心室頻拍とは区別されます

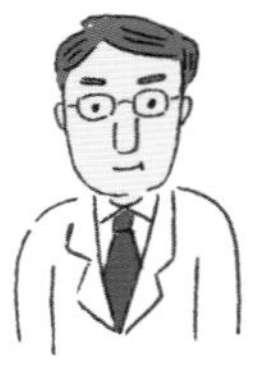

QT延長症候群かどうかを確認する

トルサー・ド・ポアンッは、QT延長症候群（→P.116）にともなって出現する不整脈です。したがって、その診断においては、**QT時間（Q波の始まりからT波の終わりまで）の延長があるかどうか**が重要です。

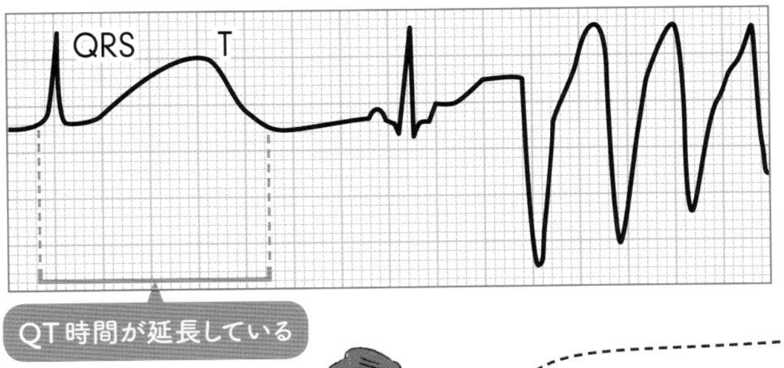

QT時間が男性で0.44秒、
女性で0.46秒を超えている
Yes → QT延長症候群
No → 多《た》形《けい》性《せい》心《しん》室《しつ》頻《ひん》拍《ぱく》

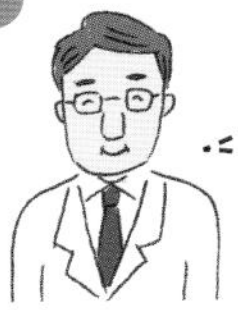

QT延長症候群をともなって出現する場合を
トルサー・ド・ポアンッと呼びます

トルサー・ド・ポアンッの多くは、持続時間が30秒以下の非持続性です。数秒以内に自然に停止することもあります。

ただし、**心拍数が200／分を超える場合には、注意が必要です。** 心拍数が速すぎることで、心室から十分な量の血液を送り出せなくなるために、失神などの症状が現れることがあるからです。

緊急度と対処方法　意識がない場合は緊急度が高い！

トルサー・ド・ポアンッの多くは非持続性です。ただし、その1割が**自然に治まらずに持続し、心室細動に移行し、突然死につながることもあります。**

モニター心電図でトルサー・ド・ポアンッが見られた！

1. ドクターコールをする。
2. 意識の有無を確認する。
3. 意識がない場合には、脳血流が十分でないことが考えられ、緊急度が高くなる。AEDなどによる除細動が必要になることもある。

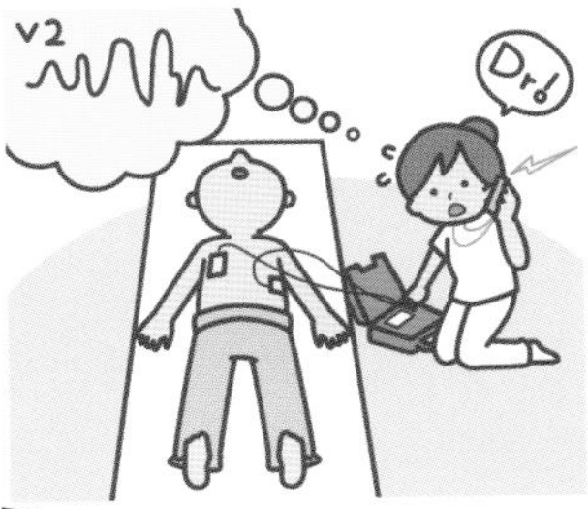

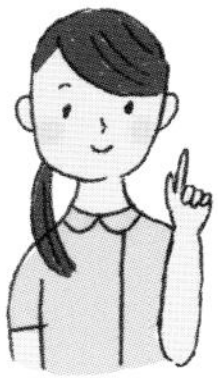

突然死を招くこともあるため、トルサー・ド・ポアンッはきわめて緊急度の高い不整脈です

5 心静止（asystole）の基本と心電図の見方

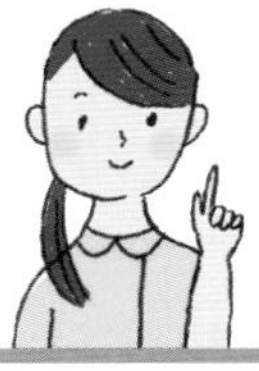

心静止は心臓のどこからも電気刺激が発生せず、心電図ではフラットな状態が続くものです。緊急度はきわめて高いので、迅速な対処が求められます。

心静止って、何だろう？

心静止《しんせいし》は、心臓のどこからも電気が発生しなくなった状態です。**心電図では波形が見られず、ずっとフラットな状態が続くもの**です。

心電図の特徴　フラットな状態で波形は見られない！

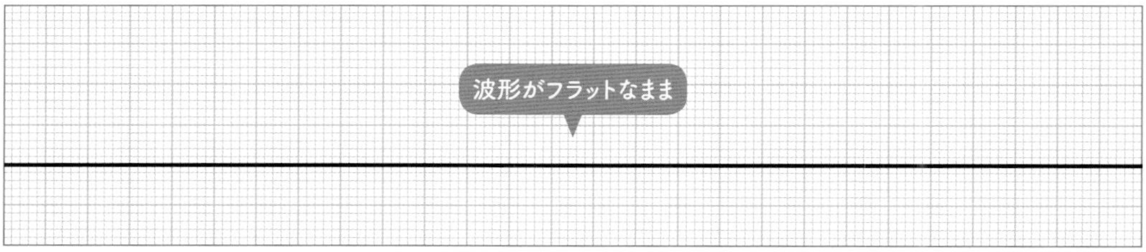

- ずっとフラットなままで、波形が見られない。それが続く。

電極が外れるなどのトラブルで発生することもあるので、すぐにチェックしましょう。患者さんの脈があるかどうかも確認してください

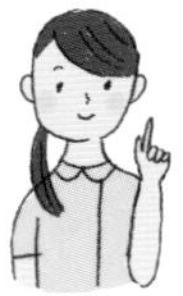

発生のメカニズム　心臓で電気刺激が発生していない

心静止は心電図がフラットな状態、つまり**心臓で電気刺激が発生していない状態**をいいます。洞結節《どうけっせつ》からも電気刺激が出ませんし、ほかの心筋《しんきん》からも電気刺激は出ていません。心臓の拍動《はくどう》は起こらないので、脈もなくなります。

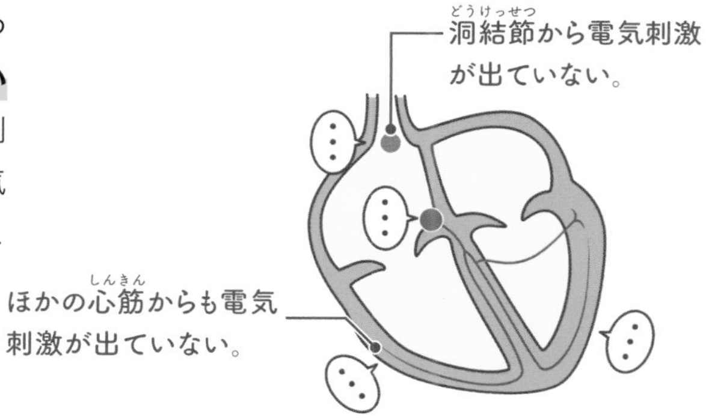

心静止と心停止はイコールではない

たとえ心筋に電気刺激による興奮があっても、それによって心臓の拍動が起こらないことはあります。たとえば、心室細動《しんしつさいどう》(→P.52)や心室頻拍《しんしつひんぱく》(→P.56)では、脈が触れなくなることがあります。また、これらの不整脈以外にも、電気活動はあるのに脈が触れなくなることがあります。このような状態を**無《む》脈性《みゃくせい》電気《でんき》活動《かつどう》**(→P.64)といいます。

無脈性電気活動の場合には、たとえ脈が触れなくても電気活動は行われているので、心電図はフラットになりません。つまり、心静止ではないということになります。

心静止も無脈性電気活動も含め、**心臓が拍動せず、脈も触れなくなった状態を心停止**といいます。言葉はよく似ていますが、心静止＝心停止ではないことを理解しておきましょう。

心静止と心停止のちがい

●心静止《しんせいし》

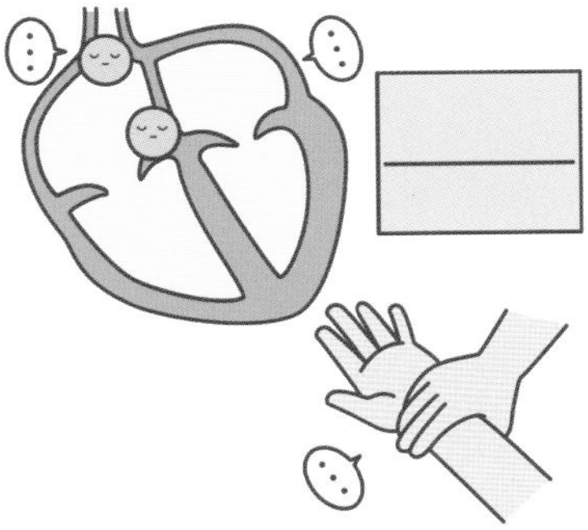

電気活動が行われていないために心臓が拍動せず、脈も触れない状態（心電図はずっとフラットのまま）。

●心停止《しんていし》

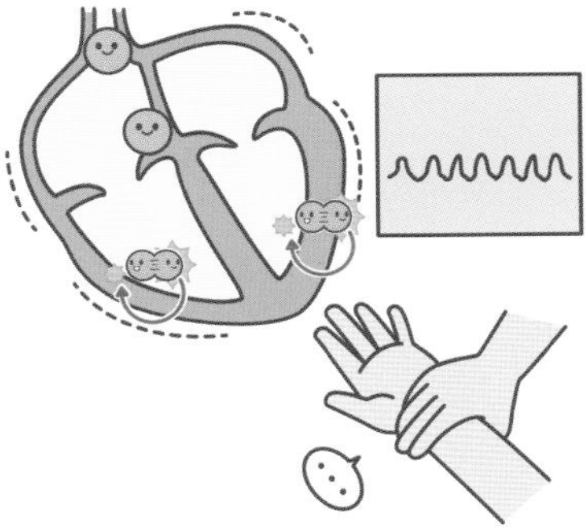

心臓が拍動せず、脈も触れない状態。電気活動は行われているものの心臓が拍動しない状態（心電図は何かしらの波形を描く）を含む。

緊急度と対処方法　きわめて緊急度の高い状態!

心静止が起きると、**心臓から血液を送り出せなくなるので、数秒で意識は失われます。** きわめて緊急度の高い状態で、緊急の対処が必要となります。

モニター心電図で心静止が見られた!

1. すぐに CPR（心肺《しんぱい》蘇《そ》生法《せいほう》）を開始する。
2. 同時にドクターコールを行う。

※心静止は除細動《じょさいどう》の対象ではないので、電気的除細動器の手配は不要。AED も使用しない。

6 無脈性電気活動（PEA）の基本と心電図の見方

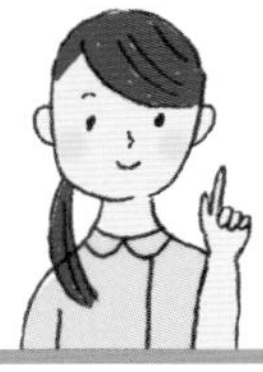

無脈性電気活動は何かしらの波形が現れているのに、脈が触れない状態のことです。心電図から診断することはできません。

無脈性電気活動って、何だろう？

無《む》脈性電《みゃくせいでん》気《き》活動《かつどう》とは、その名のとおり**電気活動は発生しているのに脈が触れない状態**です。電気活動はあるので、心電図は何かしらの波形を描きます。しかし、脈が触れないので、心停《しんてい》止《し》状態《じょうたい》となっています。

心電図の特徴　波形は現れるが、脈がない！

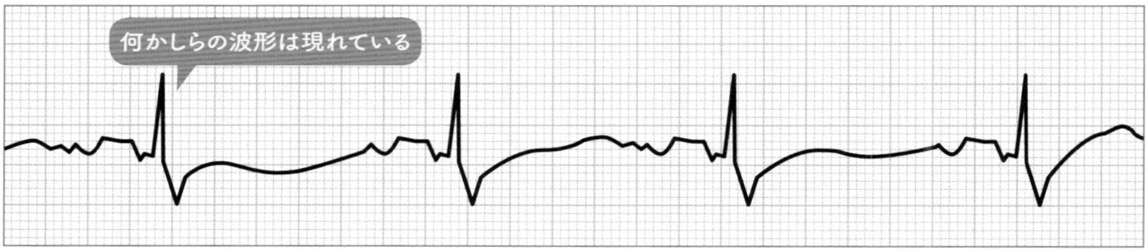

- とくにこれといった決まった波形はなく、特徴的な波形でもない。
- とくにリズムもなく波形が現れる場合もあれば、規則正しいリズムで波形が現れる場合もある。
- P波、QRS波、T波などがある正常の波形が現れることもある。
- 何かしらの波形が現れていて、脈が触れなければ、無《む》脈性電《みゃくせいでん》気《き》活動《かつどう》と診断される。
- 無脈性電気活動は、心電図の波形から病気を診断することはできない。

上図のような波形が見られたら無脈性電気活動というわけではないんですか？

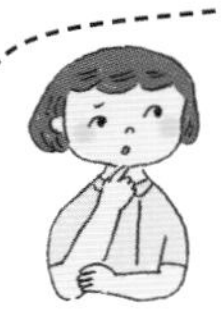

はい、無脈性電気活動は心電図の波形から診断することはできません。患者さんの脈の有無を確認しましょう

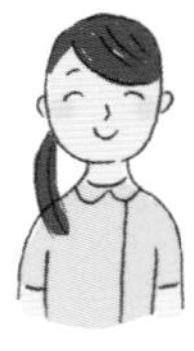

電気刺激はあるのに脈が触れない無脈性電気活動

脈が触れないのに、心電図に心臓の電気的活動が描き出されることがあります。心室細《しんしつさい》動《どう》（→P.52）でもそうなりますし、心室頻拍《しんしつひんぱく》（→P.56）の一部でも脈が触れなくなることがあります。**この2つの不整脈以外で、脈が触れず、心電図で電気活動が見られる場合を無脈性電気活動といいます。**

無脈性電気活動とは？

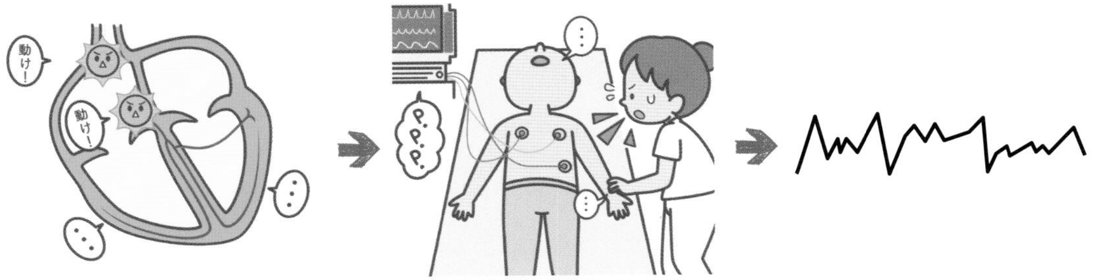

心筋《しんきん》には電気刺激による興奮がある。

それなのに脈が触れない……。

電気活動は行われているので、心電図はフラットにならない。

心電図に波形が現れているということは、心臓で電気刺激が発生し、それによって心筋《しんきん》に興奮が生じていることになります。しかし、脈が触れないのですから、拍動《はくどう》は起きていません。心停止《しんていし》の状態です。

電気的な活動があるのに、それによって心筋の興奮が起こらないのは、何らかの原因で心筋が弱っているためです。

無脈性電気活動の状態になると、心臓の拍動が止まってしまうため、血行動態に大きな影響が現れます。血液を全身に送り出すことができず、脳への血流も止まってしまうため、無脈性電気活動の発生から数秒後には失神状態に陥ります。

緊急度と対処方法　心停止状態なので、緊急の対応が求められる！

脈が触れないということは心停止状態ですから、きわめて緊急度の高い状態といえます。対処のポイントは、心静止《しんせいし》の場合と同じです。

無脈性電気活動が認められた！

1. すぐにCPR（心肺蘇生法《しんぱいそせいほう》）を開始する。
2. 同時にドクターコールを行う。

※無脈性電気活動は除細動《じょさいどう》の対象ではないので、電気的除細動器の手配は不要。AEDも使用しない。

7 第1度房室ブロック（1st-degree AV block）の基本と心電図の見方

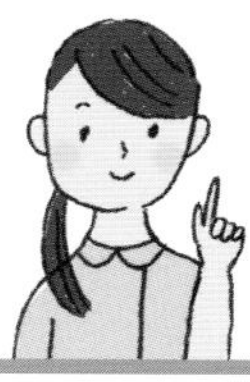

第1度房室ブロックは、3段階に分けられる房室ブロックの中で、もっとも危険度が低い不整脈です。

第1度房室ブロックって、何だろう？

房室《ぼうしつ》ブロックは徐脈性《じょみゃくせい》の不整脈であり、**刺激伝導系《しげきでんどうけい》に障害が生じることで起こります。** 房室ブロックは重症度によって、第1度〜第3度に分類されています。

- 第1度房室ブロック……心房《しんぼう》から心室《しんしつ》に電気刺激は伝わるが、伝導速度が遅くなるタイプ。
- 第2度房室ブロック……心房から心室に電気刺激が伝わったり、伝わらなかったりするタイプ。
- 第3度房室ブロック……心房から心室に電気刺激が伝わらなくなるタイプ。

心電図の特徴　PQ時間が長くなる！

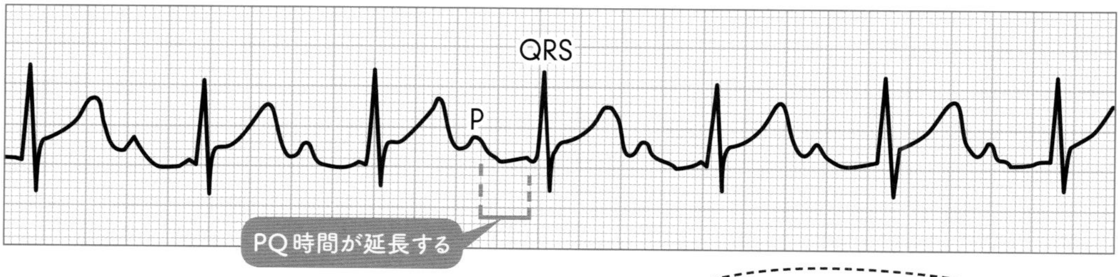

- PQ時間の延長が見られる（P波が現れてから、QRS波が現れるまでに時間がかかる）。
- 電気刺激は必ず伝わるため、P波とQRS波の数は1：1となる。
- それぞれの心拍でP波、QRS波、T波の形は一定になる。

正常洞調律《せいじょうどうちょうりつ》に比べて、PQ時間が延長し、0.2秒以上（心電図上で5mm以上）あいてQRS波が現れます

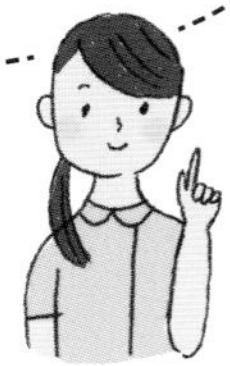

発生のメカニズム　房室結節やヒス束に伝導障害が生じる！

房室ブロックは心房《しんぼう》と心室《しんしつ》をつないでいる房室結節《ぼうしつけっせつ》やヒス束《そく》に、伝導障害が生じることで起こります。

洞結節《どうけっせつ》で発生した電気刺激が心房に伝わったあと、何らかの要因で房室結節やヒス束でブロックされてしまうのです。それにより、心室への電気刺激の伝わり方が遅くなるのが、第1度房室ブロックです。

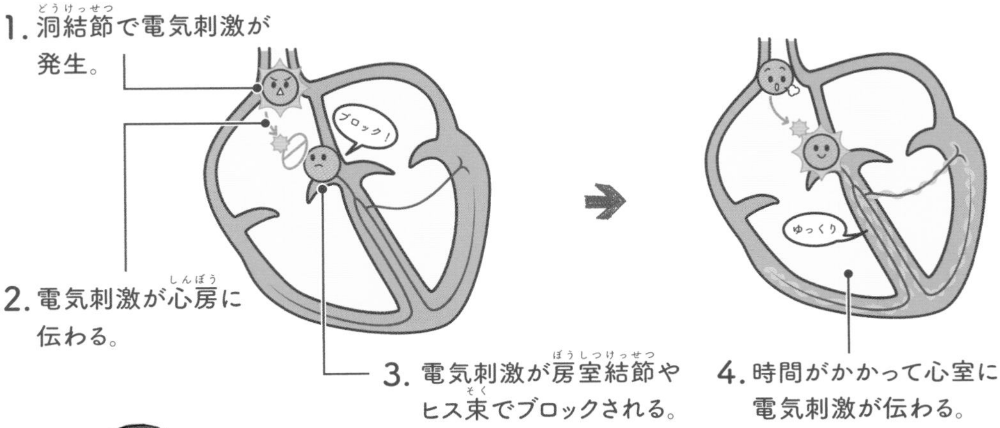

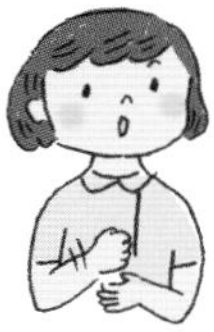

第１度房室ブロックの場合、時間はかかりますが、心房の興奮は必ず心室に伝わるんですね！

緊急度と対処方法　緊急度は低く、治療の必要はなし

第1度房室ブロックは、洞結節で発生した電気刺激がすべて心室まで伝わるため、緊急を要する不整脈ではありません。症状が現れることも、基本的にはありません。とくに治療が必要になることはなく、経過観察となります。

モニター心電図で第1度房室ブロックが見られた！

- 緊急に対応しなければならないことはない。ただし、重症度が第２度、第３度へと変化することは考えられるので、経過観察を続ける。

心房の興奮は終わっているので、心室に送り出される血液量はあまり変わらず、危険度の低い不整脈といえます

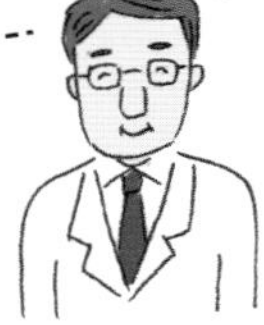

8 第2度房室ブロック（2nd-degree AV block）の基本と心電図の見方

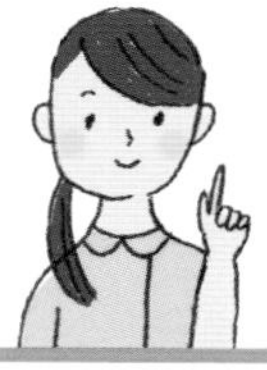

第2度房室ブロックは、心室への電気刺激が脱落するパターンによって、さらに4つに分けられます。それぞれの特徴を理解しましょう。

第2度房室ブロックって、何だろう？

第2度房室《ぼうしつ》ブロックは、心房《しんぼう》から心室《しんしつ》に電気刺激が伝わったり、伝わらなかったりするタイプです。**電気刺激が伝わらなかったときに心室の興奮が脱落する**のですが、脱落するパターンによって、次の4つに分けられます。

1. ウェンケバッハ（Wenckebach）型房室《ぼうしつ》ブロック
2. モビッツ（Mobitz）Ⅱ型房室ブロック
3. 2：1型房室ブロック
4. 高度《こうど》房室ブロック

心電図の特徴　P波は一定だが、QRS波が脱落する

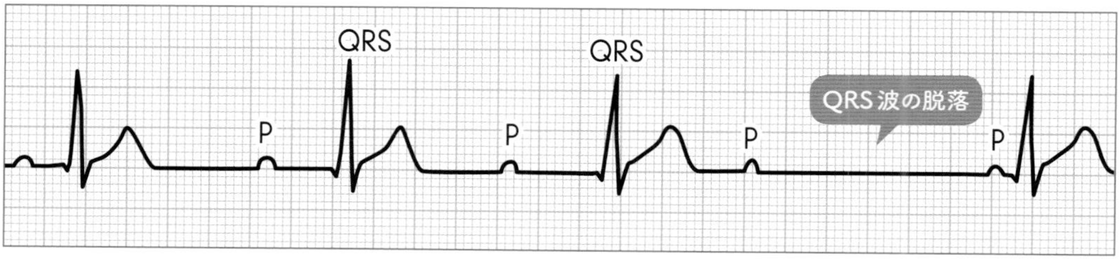

- P波は一定間隔で現れる。
- QRS波が現れることもあれば、脱落することもある。
- 第2度房室ブロックのタイプによって、QRS波の脱落のパターンが異なる。

上の心電図は「ウェンケバッハ（Wenckebach）型」のものですが、正常なP波に対して、QRS波の脱落が起きていることがわかります

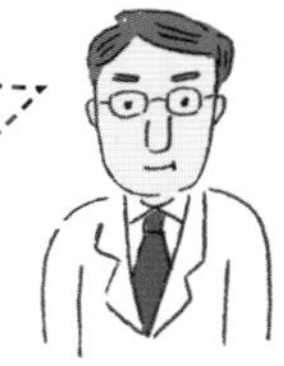

❶ウェンケバッハ（Wenckebach）型房室ブロック

発生のメカニズム　徐々に伝導に時間がかかるようになる

ウェンケバッハ（Wenckebach）型房室ブロックでは、心房から心室への電気刺激が正常に伝わっていたものが、**徐々に伝導に時間がかかるようになり、ついに伝わらなくなって心室の興奮が起こらなくなります。** このようにして心室の興奮が脱落すると、次の電気刺激はふたたび正常に伝わります。

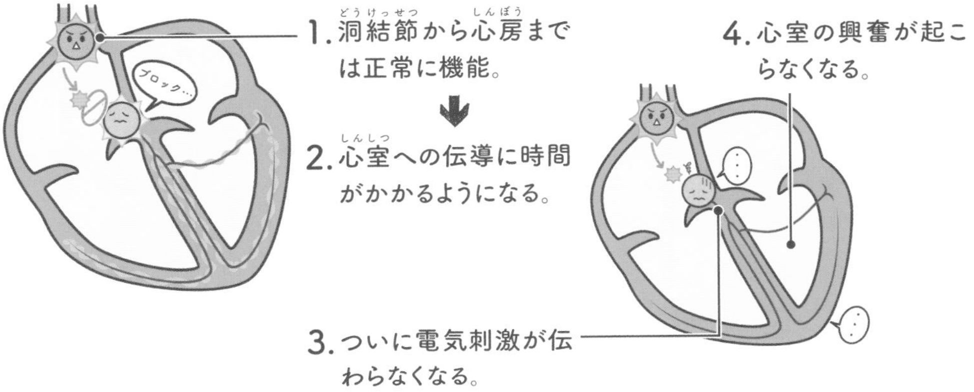

心電図の特徴　徐々にPQ時間が長くなる

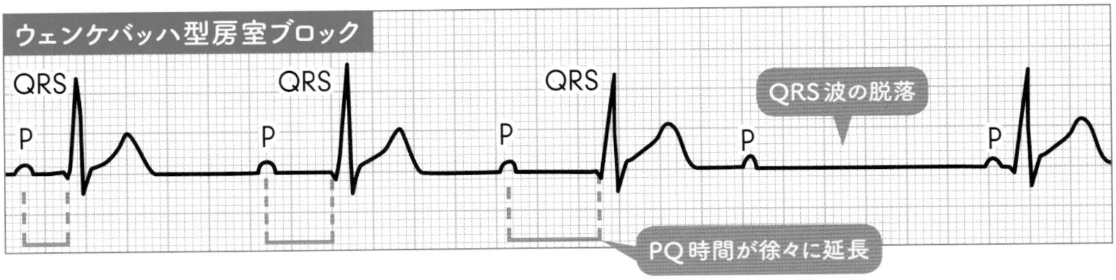

- 1拍ごとにPQ時間が長くなっていき、ついにはQRS波が脱落する。
- 1回QRS波が脱落したあとの心拍《しんぱく》は、ふたたび洞調律《どうちょうりつ》にもどる。
- P波は正しく現れ、PP間隔は一定になる。

緊急度と対処方法　緊急度は高くないので経過観察を！

ときどきQRS波が脱落するものの、脱落した次の心拍は正常にもどるので、緊急度は高くありません。第2度房室ブロックの中では、もっとも予後がよいとされています。

モニター心電図でウェンケバッハ型房室ブロックが見られた！

- 多くの場合、とくに治療を必要とせず、経過観察となる。

❷モビッツ（Mobitz）Ⅱ型房室ブロック

発生のメカニズム　突然、電気刺激が伝わらなくなる

モビッツ（Mobitz）Ⅱ型では、心房からの電気刺激が何の前触れもなく伝わらなくなり、心室の興奮が起こらなくなります。ウェンケバッハ型のように、**徐々に伝導に時間がかかるようになるといった前触れがありません**。

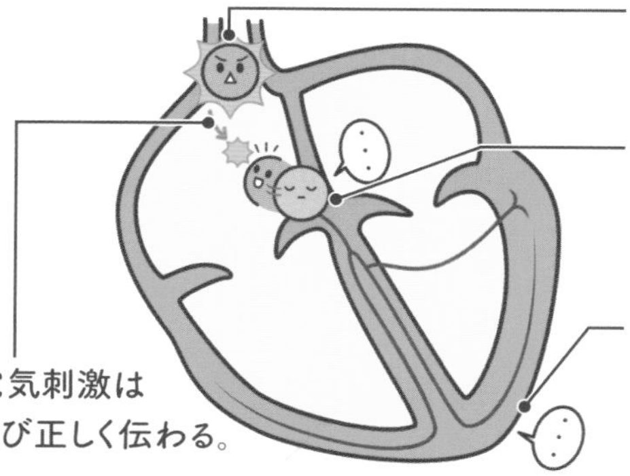

心電図の特徴　突然、QRS波が脱落する！

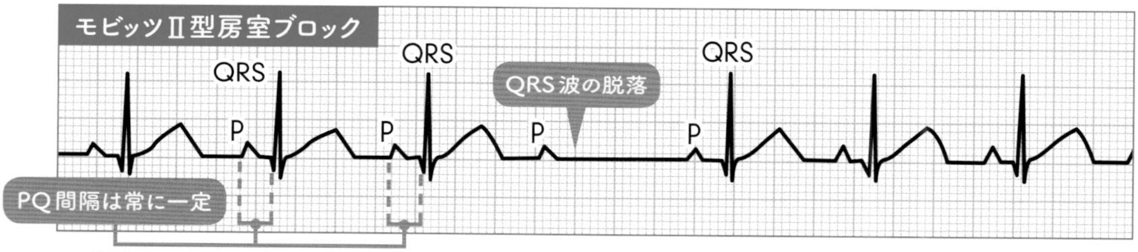

- 洞調律《どうちょうりつ》の心拍《しんぱく》の間に、QRS波の脱落が突然現れる。
- P波は正しく現れ、PQ間隔とPP間隔は常に一定で変化しない。

緊急度と対処方法　必要に応じてペースメーカーによる治療を！

QRS波が突然脱落するモビッツⅡ型は、ウェンケバッハ型に比べて予後が悪く、緊急度も高くなります。QRS波の脱落が増え、徐脈《じょみゃく》の程度が強まると、**浮腫《ふしゅ》や呼吸困難など、心不全《しんふぜん》のような症状が現れる**こともあります。

モニター心電図でモビッツⅡ型房室ブロックが見られた！

1. ドクターコールをする。
2. 多くの場合、ペースメーカーによる治療を行う。
3. 心拍数《しんぱくすう》の低下により、アダムス・ストークス発作が起きた場合はペーシング（ペースメーカーを植え込み、拍動を整えること）を行う（→P.73）。

❸ 2：1型房室ブロック

発生のメカニズム　2回に1回、心室への伝導がなくなる

2：1型房室ブロックは、**心房からの電気刺激が2回に1回ごとに、心室に伝わったり伝わらなかったりします。**伝わるときと伝わらないときが同数なので、P波とQRSの数が2：1の関係になります。「2：1型」と呼ばれるのは、このためです

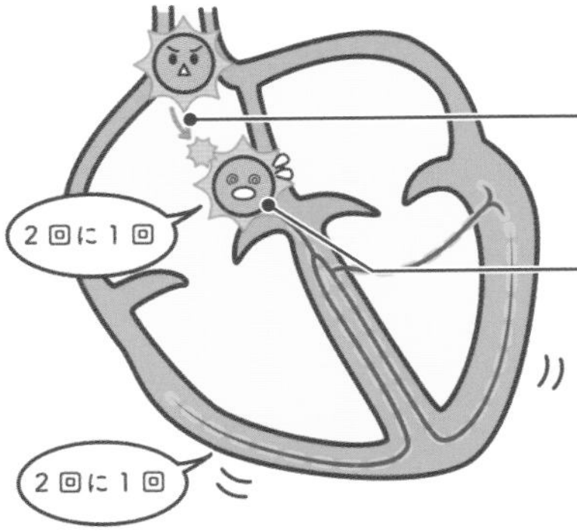

1. 洞結節《どうけっせつ》から心房《しんぼう》までは正常に機能。
2. 2回に1回ごとに、房室接合部から先への電気刺激が伝わらなくなる。

心電図の特徴　P波とQRS波は2：1の割合になる

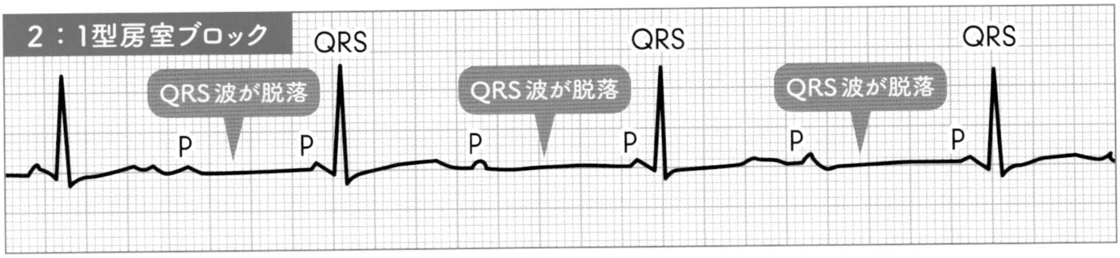

- 心房《しんぼう》から心室《しんしつ》へ電気刺激が伝わったときには、洞調律の波形が見られる。
- 伝わらなかったときはP波のみが現れ、QRS波が脱落する（1回おきに伝わらないので、P波とQRS波の数は2：1の割合になる）。

緊急度と対処方法　緊急度が高いので要注意！

緊急度が高い状態です。QRS波が2回に1回脱落するため、徐脈によって、浮腫や呼吸困難など、心不全のような症状が現れることもあります。

モニター心電図で2：1型房室ブロックが見られた！

1. ドクターコールをする。
2. 多くの場合、ペースメーカーによる治療を行う。
3. 心拍数《しんぱくすう》の低下により、アダムス・ストークス発作が起きた場合はペーシングを行う（→P.73）。

❹高度房室ブロック

発生のメカニズム　QRS 波が脱落する頻度が増える

高度房室ブロックは2：1型よりも電気刺激が心室に伝わらないときが多くなり、P波の数とQRS波の数の比がより大きくなったものです。

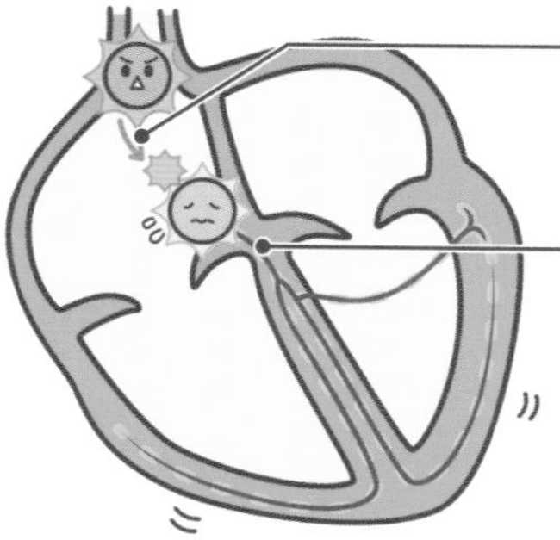

1. 洞結節《どうけっせつ》から心房《しんぼう》までは正常に機能。

2. 房室接合部から先へ電気刺激が伝わらなくなる。

↓

3. QRS 波が出現しなくなる割合が、「2：1 型」よりも頻出するようになる。

心電図の特徴　P 波が3回以上に対し、QRS 波が1回！

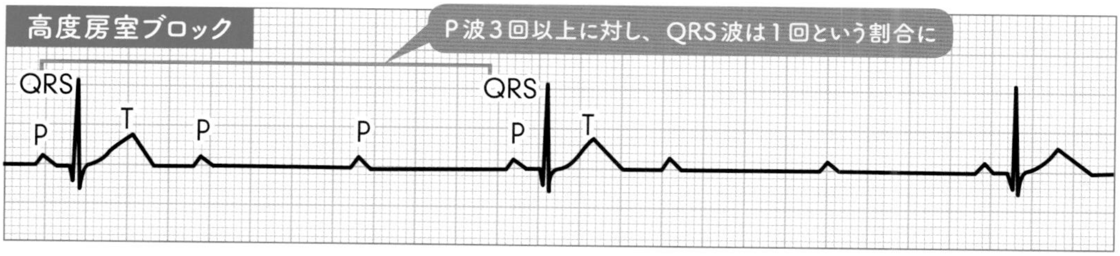

- 心室《しんしつ》に電気刺激が伝わったときは、洞調律《どうちょうりつ》の波形が見られる。
- 心室に電気刺激が伝わらなかったときはＰ波のみが現れ、QRS 波が脱落する。
- Ｐ波が３回以上に対し、QRS 波が１回という割合になる。

緊急度と対処方法　意識低下や失神への備えも行う！

QRS波の脱落が多くなり、徐脈がさらに重症化するため、緊急度がきわめて高い状態といえます。浮腫や呼吸困難などの症状に加え、意識低下や失神が起こることもあります。

モニター心電図で高度房室ブロックが見られた！

1. ドクターコールをする。
2. 意識低下や失神が起こった場合には、緊急のペーシングが行われることもあるので、その準備をする。
3. 最終的には、ペースメーカーによる治療が必要となる。

なぜ第2度房室ブロックになるの？

第2度房室ブロックは、**薬剤が原因になって起こる**ことがあります。また、**心筋梗塞《しんきんこうそく》や心筋《しんきん》炎《えん》など、心疾患《しんしっかん》が原因となって起こる**こともあります。

多くは原因となっている薬剤の減量や休薬、あるいは原因となる疾患を治療することで改善します。

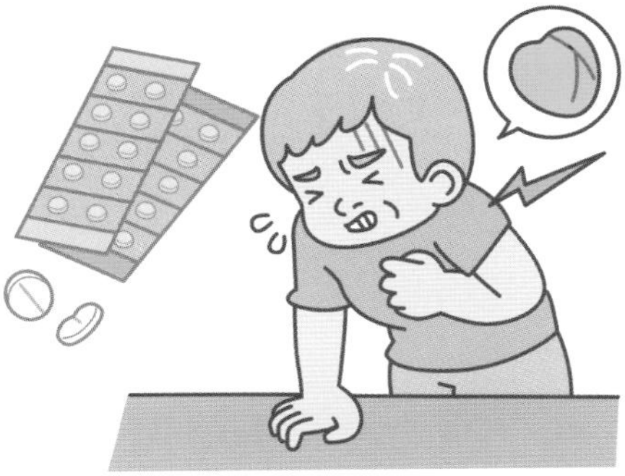

Check!

アダムス・ストークス（Adams-Stokes）発作に注意する

第２度房室ブロックで心拍数が低下したことにより、アダムス・ストークス（Adams-Stokes）発作が起きることがあります。徐脈や異常な頻脈《ひんみゃく》で十分な量の血液を心臓から送り出せなくなり、脳への血液供給が不足して起こる失神やけいれんなどの発作です。

❶ 第2度房室《ぼうしつ》ブロックが起こり、心室《しんしつ》が興奮しなくなる。

↓

❷ 心拍数《しんぱくすう》が低下する（徐脈《じょみゃく》）。

↓

❸ 心臓から十分な血液量を送り出せなくなる。

↓

❹ 脳への血液供給が不足する（酸欠状態に）。

↓

❺ 失神やけいれんなどの発作が起こる！

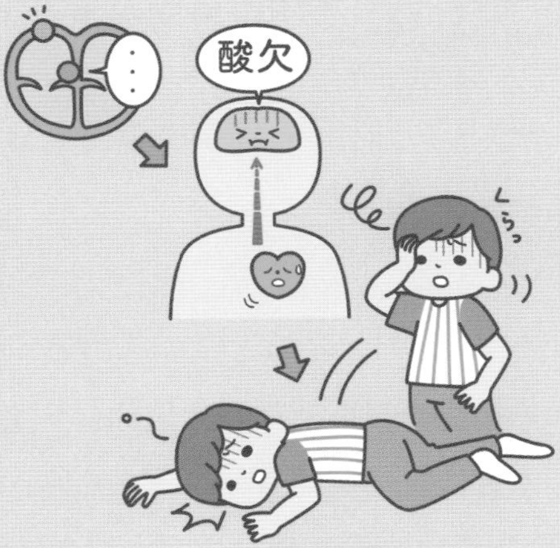

モビッツⅡ型房室ブロック、２：１型房室ブロック、高度房室ブロックから重症化して発症することがあるので、適切な対処が必要です

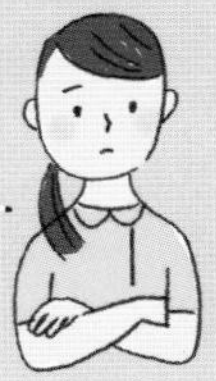

対処法

すぐにペーシング（ペースメーカー植え込み）を行う。緊急のペーシングには、次の方法がある。

❶ 経皮《けいひ》ペーシング……皮《ひ》ふに電極を貼って、通電するもの。

❷ 経静脈的一時《けいじょうみゃくてきいちじ》ペースメーカー……カテーテル（医療用の細い管）を心臓まで入れて、体外のペースメーカーにつなぐもの。

9 第3度房室ブロック（3rd-degree AV block）の基本と心電図の見方

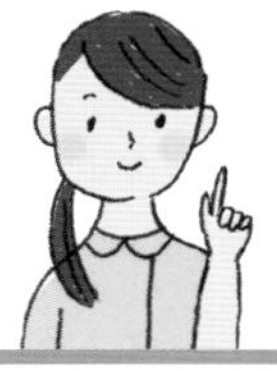

第３度房室ブロックは、洞結節で発生した電気刺激が心室へ伝わらなくなり、心室が補充調律で興奮している状態です。とても危険な不整脈です。

第３度房室ブロックって、何だろう？

第3度房室《ぼうしつ》ブロックは、**心房《しんぼう》から心室《しんしつ》への電気刺激がまったく伝わらなくなった状態**です。電気刺激が完全に途絶えるため、**完全房室ブロック**と呼ばれることもあります。

心電図の特徴　PQ時間が長かったり短かったりする

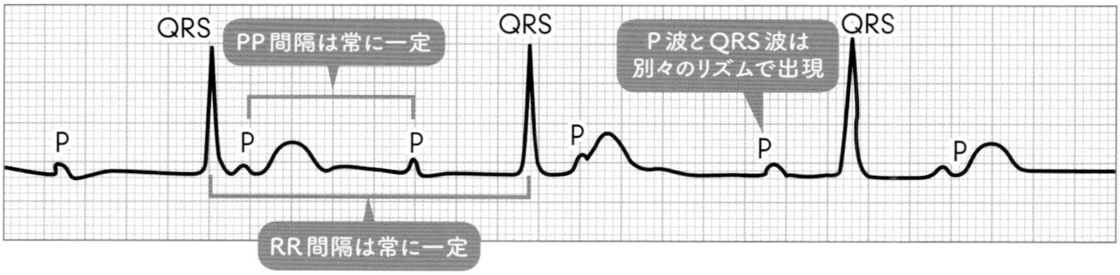

- P波とQRS波は、まったく無関係に出現するため、PQ時間は不規則になる。
- P波は一定のリズム（50〜100／分）で現れ、PP間隔は常に一定になる。
- QRS波は、洞調律《どうちょうりつ》よりもゆっくりしたリズムで出現する。
- RR間隔はPP間隔よりも広くなるが、RR間隔も常に一定のリズム（50／分以下）で現れる。
- 第3度房室ブロックのQRS波は、洞調律のQRS波よりも幅が広いことがある。

P波とQRS波がバラバラのリズムで出現することがポイントです。その理由を見ていきましょう

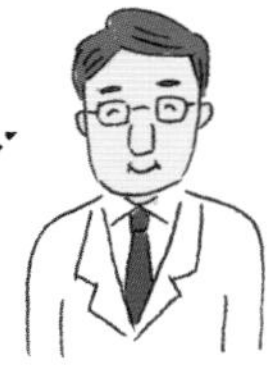

発生のメカニズム　電気刺激が完全に途絶える！

第３度房室ブロックは、心房から心室への電気刺激の伝導が完全に途絶えることで発生します。ただし、心室の興奮がなくなるわけではありません。**心拍《しんぱく》を補うために、補充《ほじゅう》調律《ちょうりつ》による心室の興奮が起こるからです。**

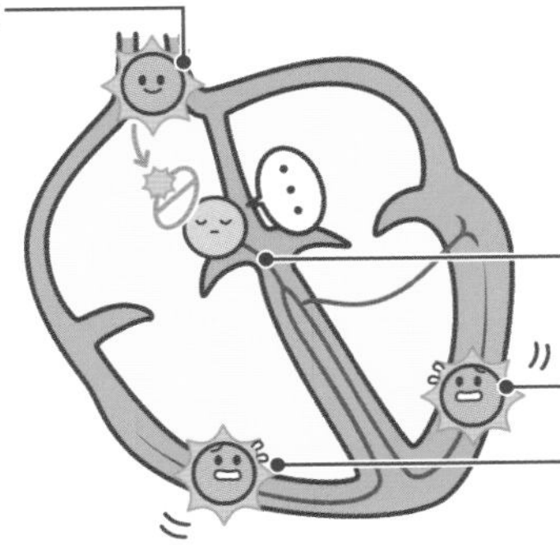

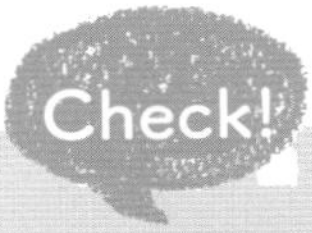

補充調律って何だろう？

補充調律とは、洞結節からの電気刺激が途絶えても、すぐに拍動《はくどう》が止まってしまわないように、自動で電気を発生させる補充収縮（→P.19）による調律をいう。心臓にそもそも備わっている機能。

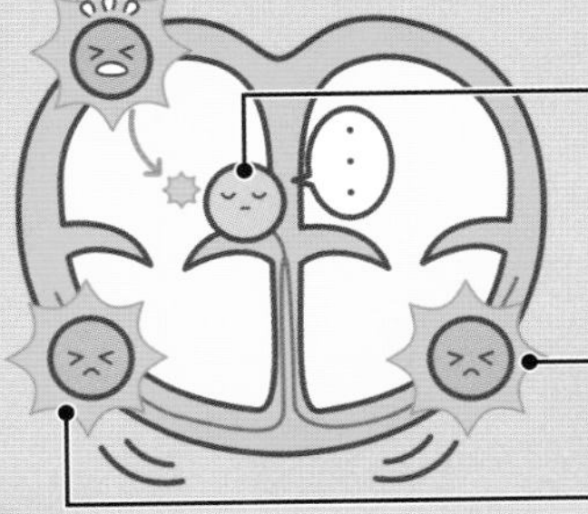

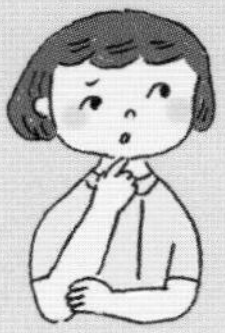

第３度房室《ぼうしつ》ブロックになると、心房《しんぼう》は洞調律《どうちょうりつ》によって興奮し、心室《しんしつ》は補充調律《ほじゅうちょうりつ》によって興奮するってことですか？

ええ、だから心房と心室はまったく無関係に興奮するようになるんです

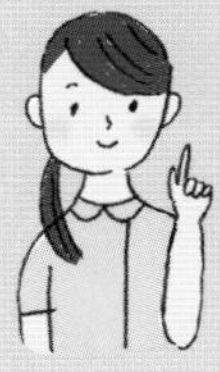

なぜP波とQRS波で出現リズムが異なるの？

洞調律は50～100／分の速さですが、補充調律はもっとゆっくりで、基本的には50／分以下です。 そのため、第3度房室ブロックでは、洞調律による心房の興奮と補充調律による心室の興奮では、リズムのずれが生じます。心房の興奮のリズムに比べ、心室の興奮のリズムはゆっくりしています。

第3度房室ブロックの場合

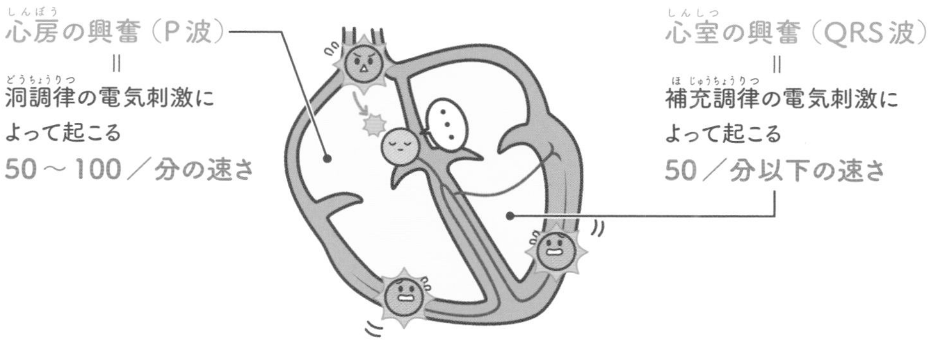

補充調律の電気刺激はどこから出ているの？

補充調律はもともと心臓に備わっている機能ですが、**房室接合部《ぼうしつせつごうぶ》（房室結節《ぼうしつけっせつ》とヒス束《そく》）から出ている場合**と、**心室の心筋から出ている場合**があります。

電気刺激が出る部位によって、心拍数《しんぱくすう》に次のような違いがあります。

補充調律の電気刺激

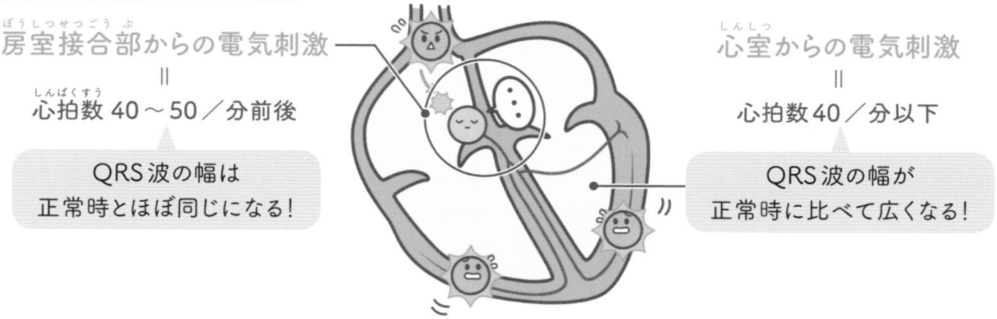

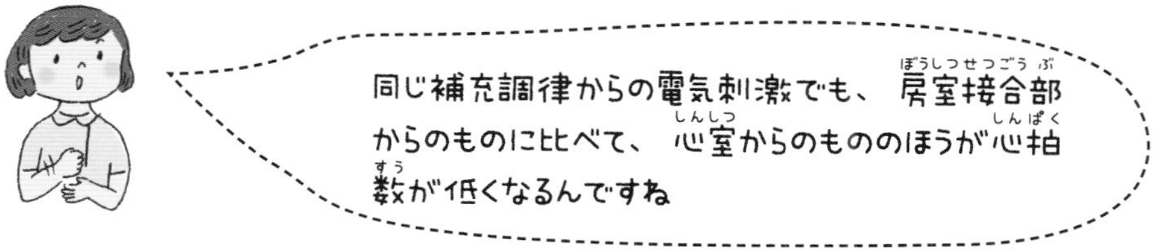

第3度房室ブロックが発生する原因は何だろう？

第3度房室ブロックは、まず**加齢による変化が原因**になって起こります。また、**薬剤が原因になる**ことがあります。ほかには、心筋梗塞《しんきんこうそく》や心筋炎《しんきんえん》などの心疾患《しんしっかん》、あるいは心臓の手術後に起きることもあります。

現れる症状は、心拍数によって異なります。

第3度房室ブロックで現れる症状

● 心拍数《しんぱくすう》が40／分を超えている場合

- 重篤《じゅうとく》な症状が現れることはない。
- 無症状のこともあるし、めまいや息切れなどが起こることもある。

● 心拍数が40／分以下の場合

- 意識障害などが起こることがある。
- アダムス・ストークス発作（→P.73）が起こる危険性も高くなる。

緊急度と対処方法　心拍数40／分以下はとくに危険！

第3度房室ブロックは、洞結節《どうけっせつ》で発生した電気刺激が心室にまったく伝わらなくなり、補充調律で心拍が保たれています。とくに心拍数40／分以下の場合、**緊急度はきわめて高い状態といえます。**

モニター心電図で第3度房室ブロックが見られた！

1. ドクターコールをする。
2. 補充調律《ほじゅうちょうりつ》の電気刺激が出ている部位に応じて、対処する。

房室接合部から電気刺激が出ている場合

QRS波の幅が正常となっているケース。心拍数は40／分を超えるケースが多く、緊急度はやや下がる。

- 心停止やアダムス・ストークス発作が起きる危険性はそれほど高くないが、起きた場合には、下記と同じ対処を行う。

心室から電気刺激が出ている場合

QRS波の幅が広くなっているケース。心拍数が40／分以下に低下することが多く、とくに緊急度が高い。

- 心停止《しんていし》が起きた場合は、胸骨圧迫《きょうこつあっぱく》によるCPR（心肺蘇生法《しんぱいそせいほう》）を開始する。
- アダムス・ストークス発作が起きた場合は、緊急のペーシングが必要となるので準備する。
- 血圧低下や意識レベルの低下などの症状が現れた場合は、医師の到着後にペーシングが行われる（CPRの対象とはならない）。

10 心房期外収縮（PAC）の基本と心電図の見方

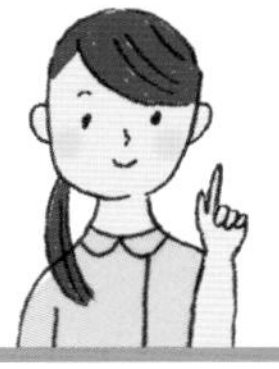

心房期外収縮はそれほど危険な不整脈ではありませんが、原因となる心疾患がある場合には注意が必要です。

心房期外収縮って何だろう？

期外収縮《きがいしゅうしゅく》とは、**洞調律《どうちょうりつ》よりも早いタイミングで「洞結節《どうけっせつ》以外の部位」から電気刺激が発生し、それによって拍動《はくどう》が起こる不整脈のこと**です。

洞結節以外のどこから電気刺激が発生するかによって、**心房期外収縮《しんぼうきがいしゅうしゅく》**、**心室期外収縮《しんしつきがいしゅうしゅく》**（→P.80）などに分けられます。

心電図の特徴　正常より早いタイミングで、QRS波が出現！

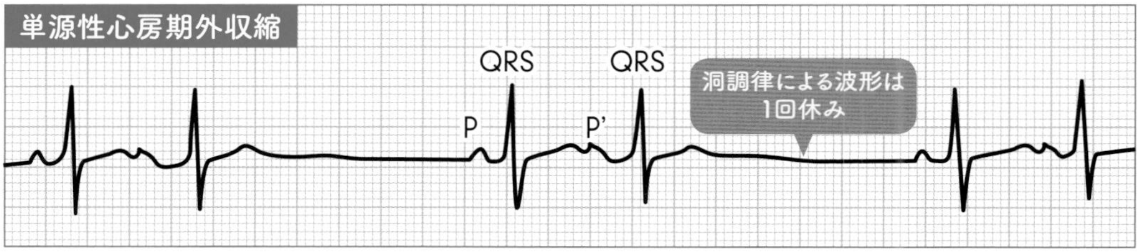

- 正常な洞調律《どうちょうりつ》よりも早いタイミングで、心房《しんぼう》の興奮を示す波形（P'波）が現れる。
- P'波に合わせて、QRS波も早いタイミングで出現する。
- 洞調律で出現するはずだった波形は、1回休みになる。
- P'波は、正常なP波とは異なる形をしている。
- 心室《しんしつ》は心房から伝わった刺激で興奮するため、P'波のあとのQRS波は洞調律のQRS波と同じ波形となる。

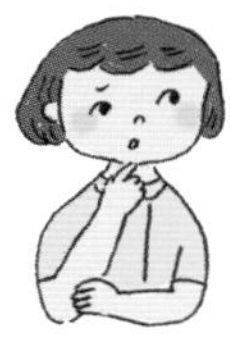

なんでP'波が発生するんですか？

ポイントは「どの部位から電気刺激が発生しているか」よ！

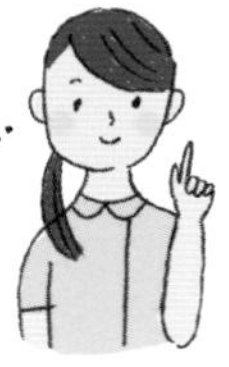

発生のメカニズム　心房から電気刺激が発生している

心房期外収縮は**洞調律よりも早いタイミングで、心房から電気刺激が出ること**で起こります。

P’波の形がどれも同じなら、心房の1ヵ所から電気刺激が出ている**単源性《たんげんせい》**（→波形は左ページ）、形が異なっていれば、心房の複数ヵ所から電気刺激が出ている**多源性《たげんせい》**（→波形は下図）であると判断できます。

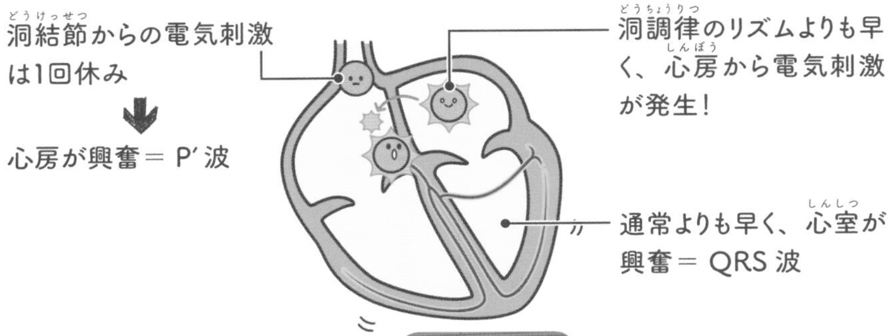

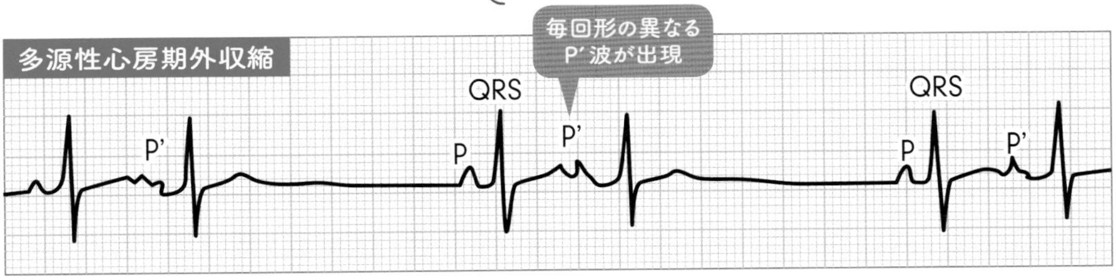

心房期外収縮が発生する原因は何だろう？

心房期外収縮は、健康な人にもよく見られる不整脈です。**疲労、ストレス、睡眠不足、喫煙、加齢などが原因**となることがあります。また、**原因となる心疾患《しんしっかん》があって起きていることもあります。**多くの場合、自覚症状はありませんが、人によっては動悸《どうき》や胸の不快感を自覚することもあります。

緊急度と対処方法　心疾患があるかどうかで変わる

それほど危険な不整脈ではなく、多くは経過観察となります。ただし、**何らかの心疾患があって心房期外収縮が起きている場合には、治療が必要になる**こともあります。

モニター心電図で心房期外収縮の波形が見られた！

1 原因となる心疾患《しんしっかん》はない場合
➡基本的には、経過観察。とくにドクターコールの必要はない。

2 何らかの心疾患がある場合
➡治療が必要になるケースもあるので、ドクターコールをする。

11 心室期外収縮（PVC）の基本と心電図の見方

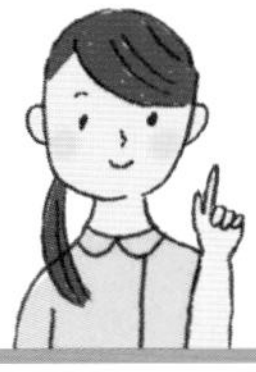

心室期外収縮は出現頻度や発生箇所によって、さまざまなパターンがあります。それぞれのパターンに合わせて、適切な対処が求められます。

心室期外収縮って、何だろう？

心室《しんしつ》期《き》外収縮《がいしゅうしゅく》は、**心室からの電気刺激が洞調律《どうちょうりつ》よりも早いタイミングで出現することによって起こる**ものです。心房《しんぼう》の興奮がないまま、早いタイミングでいきなり心室の興奮が起こるのが特徴です。

心電図の特徴　正常より早く、幅の広いQRS'波が出現！

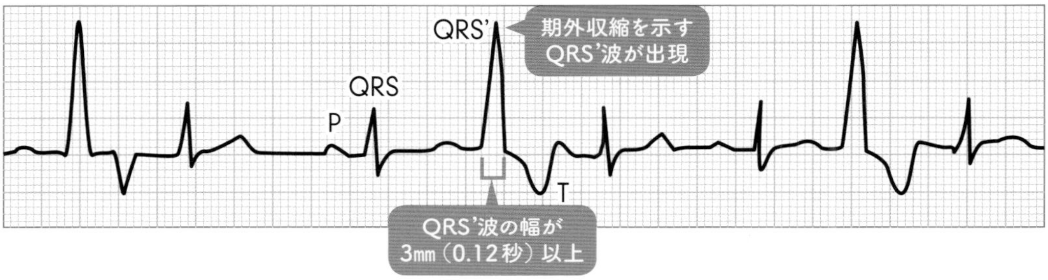

- 心室《しんしつ》で発生した電気刺激によって、通常よりも早いタイミングでQRS'波が出現する。
- このQRS'波に先行するP波は見られない。
- 洞調律《どうちょうりつ》で出現するはずだった波形は、1回休みになる（波形が現れない）。
- QRS'波は幅が広く、3mm（0.12秒）以上になる。
- T波はQRS'波と逆向きになって現れる。

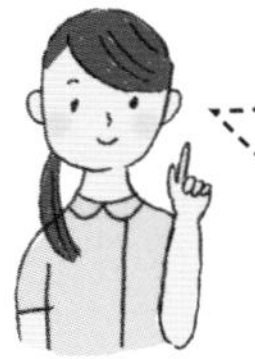

QRS'波の幅が広いこと、QRS'波と逆向きになってT波が現れること、これが心房期外収縮と異なる点です

発生のメカニズム　心室から電気刺激が発生している

心室期外収縮は、**心室からの電気刺激が洞調律のリズムよりも早いタイミングで出現すること**によって起こります。

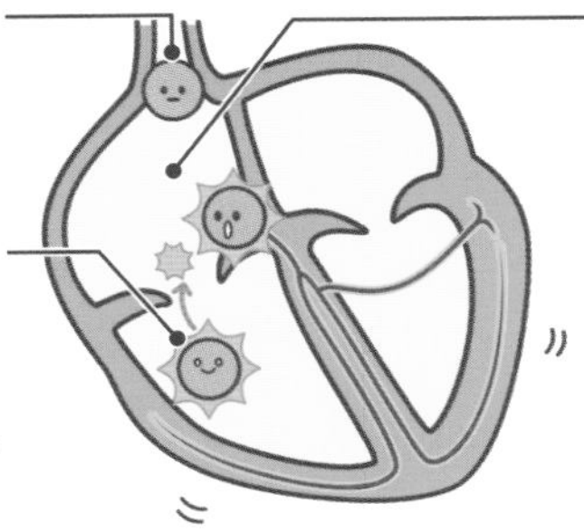

心室期外収縮の出現頻度と発生箇所によって、次のように分類されます。

❶出現頻度による分類

散発性

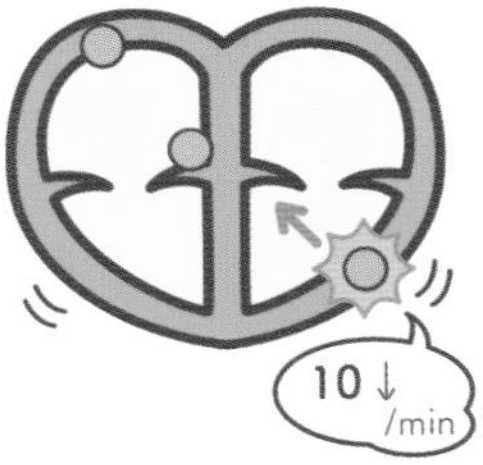

目安として、期外収縮の発生が**1分間に10回未満**。

多発性

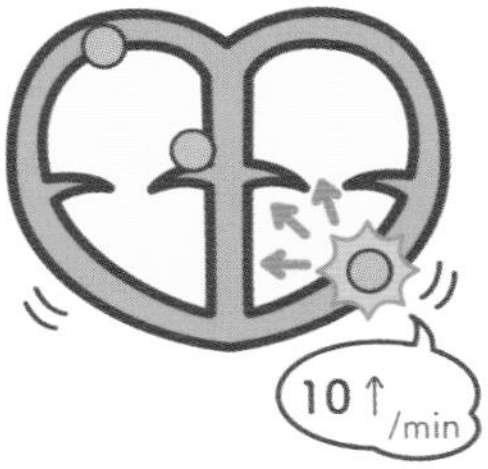

目安として、期外収縮の発生が**1分間に10回以上**。

❷発生箇所による分類

単源性

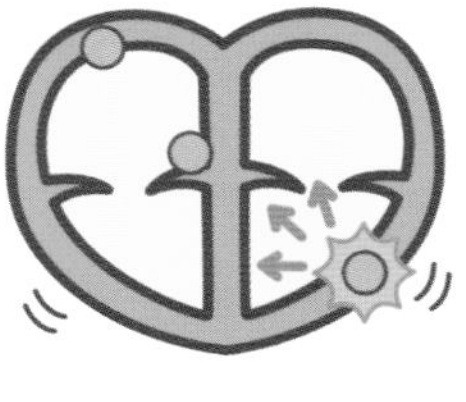

電気刺激の発生源が**1ヵ所**だけの場合。QRS'波はいつも同じ形になる。

多源性

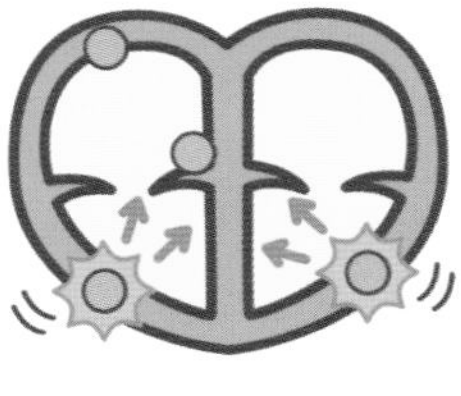

電気刺激の発生源が**複数**ある場合。QRS'波が2種類以上の異なる波形になる。

心疾患がある場合は危険な不整脈に移行することも！

心室期外収縮は、健康な人にも起こることがあります。散発型であれば、1日に数百回の心室期外収縮が見られても、とくに問題はありません。ただし、**心筋梗塞《しんきんこうそく》や心不全《しんふぜん》などの心疾患《しんしっかん》がある場合には、心室期外収縮から心室細動《しんしつさいどう》（→P.52）や心室頻拍《しんしつひんぱく》（→P.56）といった危険な不整脈に移行することがある**ので、注意が必要です。

心室期外収縮の発生パターンはさまざま

心室期外収縮は出現頻度や発生箇所などによって、次のようなパターンに分けられます。

❶単源性／多源性

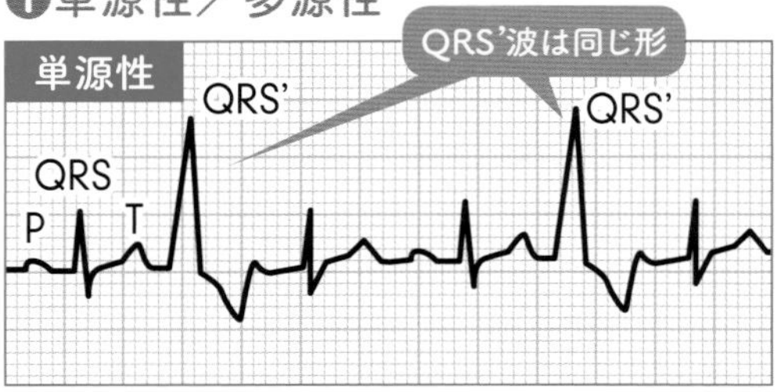

心室の同じ部位から発生した電気刺激によって心室の興奮が起こるため、期外収縮のQRS' 波はどれも同じ波形になる。

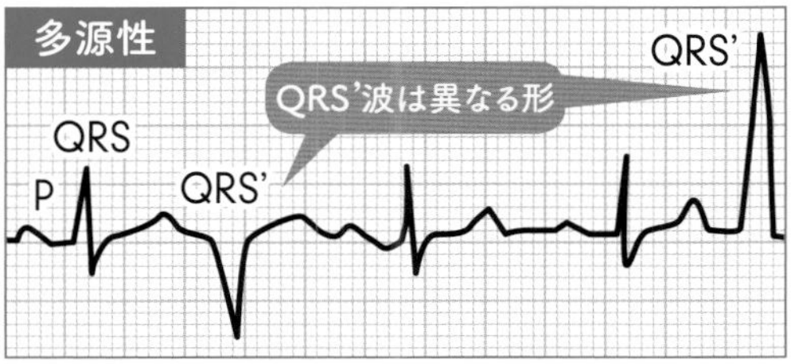

心室の異なる部位からの電気刺激によって興奮が起こるため、期外収縮のQRS' 波は異なる波形になる。

❷2段脈／3段脈

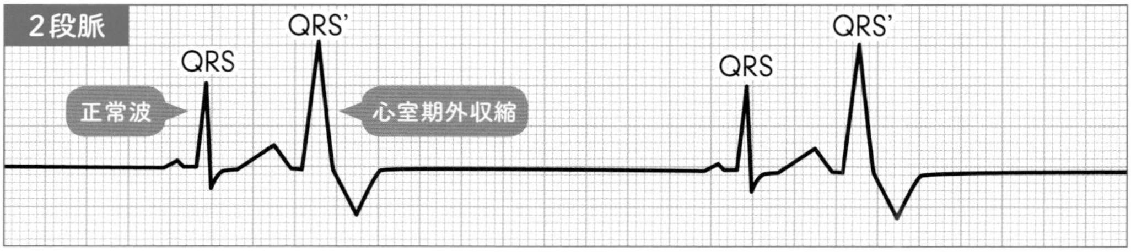

洞調律による興奮と心室期外収縮が1回おきに出現する場合。「正常波ー心室期外収縮ー正常波ー心室期外収縮」と続く。

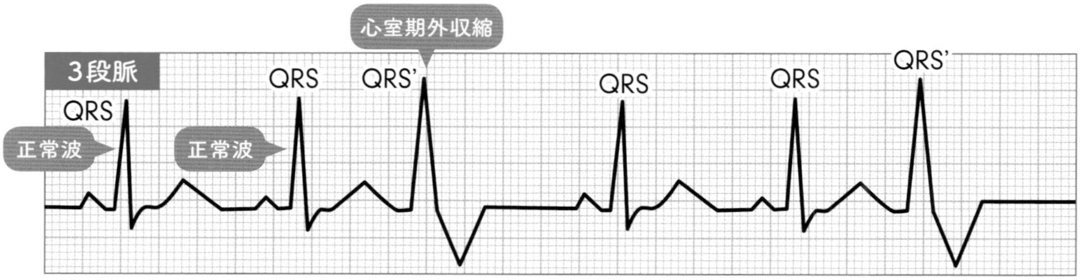

心室期外収縮が2回おきに出現する場合。「正常波ー正常波ー心室期外収縮ー正常波ー正常波ー心室期外収縮」と続く。

❸2連発／3連発

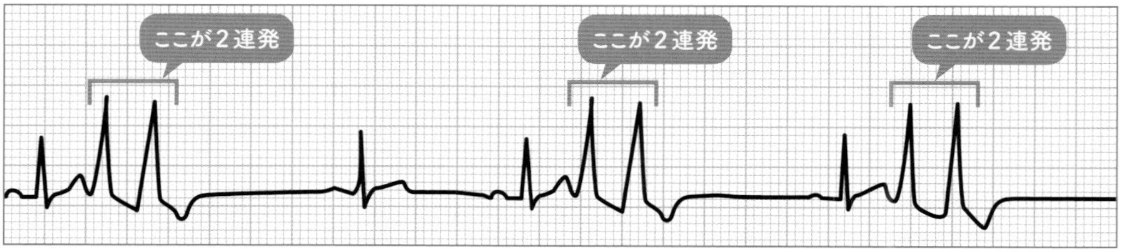

心室期外収縮が連続して出現する場合には、連続する回数に応じて、「2連発」「3連発」と呼ぶ。

❹ R on T 型

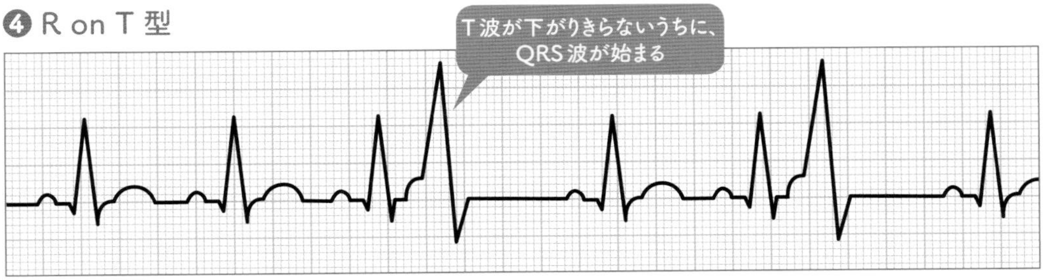

T波が下がりきらないうちに、期外収縮のQRS波が始まってしまう波形。T波は心室の興奮が回復していく過程を示しているので、心室が興奮から回復しきらないときに、心室の興奮が始まってしまうことを意味する。

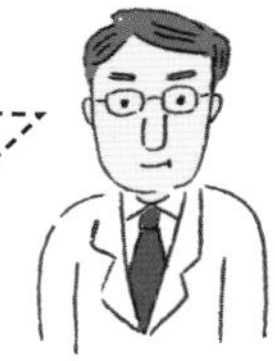

「R on T型」の場合、心筋《しんきん》の興奮性が高まり、
心室頻拍《しんしつひんぱく》や心室細動《しんしつさいどう》に移行しやすくなります

緊急度と対処方法　重症度に応じて対処する

心室期外収縮は健康な人にも見られる危険性の低いものから、心室頻拍や心室細動に移行しやすいものまで、さまざまなパターンがあります。こうした心室期外収縮の重症度を適切に評価する方法として、**「ラウン（Lown）分類」**があります。

ラウン（Lown）分類

重症度

1. 散発する単源性の心室期外収縮
2. 頻発する心室期外収縮（1個／分または30個／時間以上）

- 心臓に問題のない人なら、それほど危険なものではない。多くの場合、経過観察。
- 心臓に疾患がある人なら、重症度2でも医師に報告する。

3. 多源性の心室期外収縮
4a. 2連発の心室期外収縮
4b. 3連発の心室期外収縮

心室頻拍などに移行する危険性があるので、ドクターコールが必要。

5. R on T 型の心室期外収縮

とくに危険性が高い！　すみやかにドクターコールをする。

12 洞不全症候群（SSS）の基本と心電図の見方

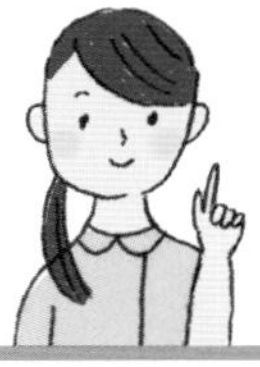

洞不全症候群は洞結節が正しく機能しなくなるもので、 Ⅰ群、 Ⅱ群、 Ⅲ群に分けられます。 それぞれで異なる波形を示すので、 ポイントを確認しましょう。

洞不全症候群って、何だろう？

洞《どう》不《ふ》全症候群《ぜんしょうこうぐん》とは、**洞結節《どうけっせつ》が正しく機能しなくなって起こる徐脈性《じょみゃくせい》の不整脈**です。洞不全症候群は、次のようにⅠ群～Ⅲ群に分類されています。

❶ Ⅰ群（単純な洞性徐脈《どうせいじょみゃく》）
❷ Ⅱ群（洞停止《どうていし》／洞房《どうぼう》ブロック）
❸ Ⅲ群（徐脈頻脈症候群《じょみゃくひんみゃくしょうこうぐん》）

心電図の特徴 RR間隔が異常に長くなる

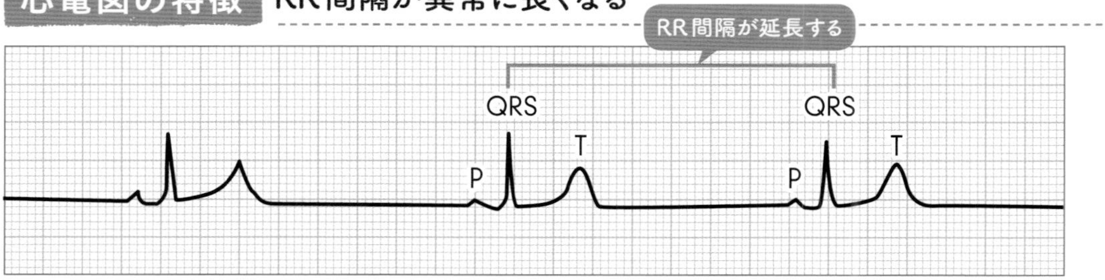

- RR間隔が長くなる（延長する）。
- P波、 QRS波、 T波は正常な波形で現れる。
- Ⅰ群では、 PP間隔、 RR間隔が均等に現れる。
- Ⅱ群やⅢ群では突然、P波、QRS波、T波が現れなくなり、 一時的に心停止の状態になる。

洞不全症候群は徐脈性の不整脈ですが、 臨床時に問題となるのは心拍数40／分以下のときです

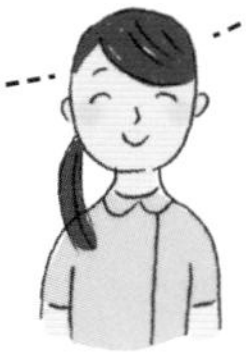

発生のメカニズム　洞結節が正しく機能しなくなる！

洞不全症候群は、洞結節やそのまわりに生じた障害により、洞結節が正しく機能しなくなって起こります。

加齢によって洞結節の機能が低下したり、洞結節のまわりにある組織が変化したりすることが原因と考えられています。

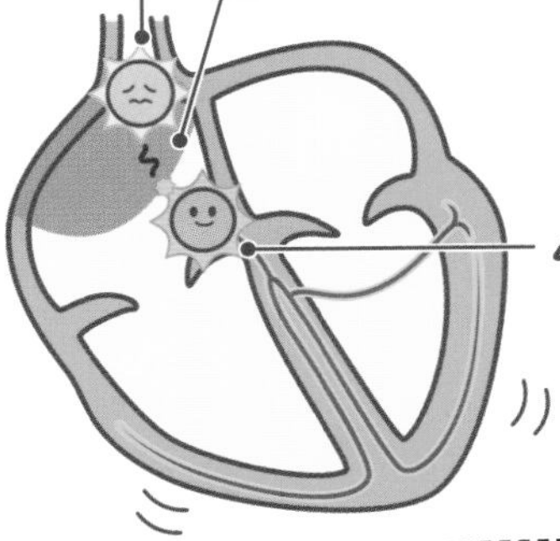

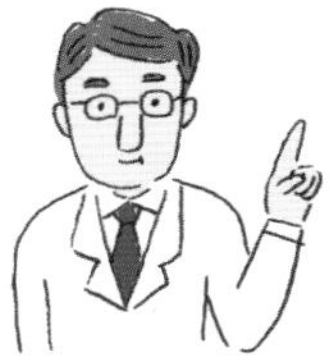

❶ I群（単純な洞性徐脈）

心拍数《しんぱくすう》が50（40）／分以下の徐脈が持続するもので、健康な人にも現れることがあります。多くは、自覚症状がありません。現在は、「洞性徐脈」と呼ぶのが一般的になっています。

心拍数が大きく低下した場合には、房室接合部《ぼうしつせつごうぶ》や心室からの電気刺激による補充収縮《ほじゅうしゅうしゅく》が起きることがあります。**心拍数が低下して脳血流が不足することで、めまい、失神、けいれんなどをともなうアダムス・ストークス発作（→P.73）が起きることもあります。**

心電図の特徴

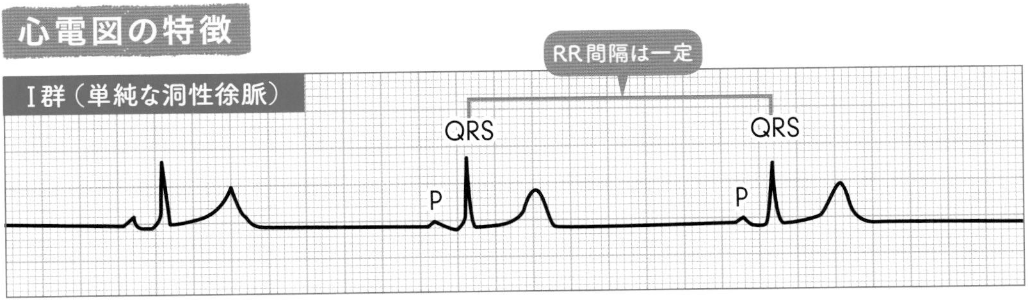

- P波、QRS波、T波が正常な波形で現れる。
- リズムも一定なので、RR間隔は等しくなる。
- 洞結節《どうけっせつ》から出る電気刺激のリズムが遅いため、心拍数《しんぱくすう》は50（40）／分以下になる。➡

❷ Ⅱ群（洞停止または洞房ブロック）

Ⅱ群は洞調律《どうちょうりつ》による拍動《はくどう》が続いている中で、突然にP波が消失し、2秒以上にわたって拍動がなくなるものです。臨床的に問題となるのは、**拍動がなくなった状態が３秒以上続く場合**です。

Ⅱ群には、**洞停止《どうていし》**によって起こるものと**洞房《どうぼう》ブロック**によって起こるものがあります。多いのは、圧倒的に洞停止のほうです。

- 洞停止《どうていし》…………洞結節《どうけっせつ》のはたらきが停止してしまった状態。洞結節から電気刺激が出ないために、心房《しんぼう》でも心室《しんしつ》でも興奮が起こらなくなる。
- 洞房《どうぼう》ブロック……洞結節は正しく機能しているが、電気刺激がブロックされて心房に伝わらなくなった状態。心房や心室の興奮が起こらなくなる。

心電図の特徴

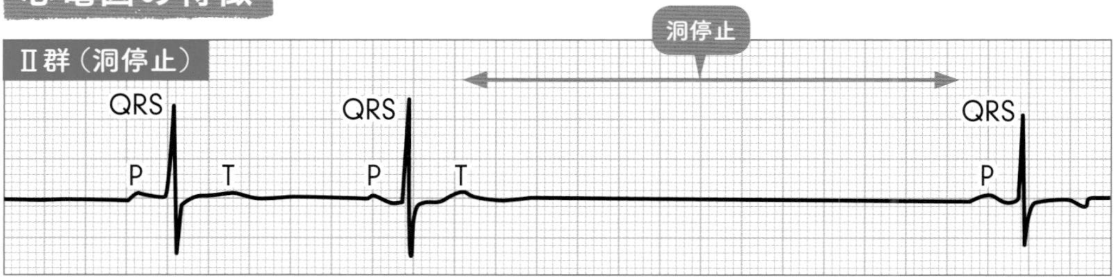

- 突然にP波が出なくなり、QRS波とT波も出なくなる。
- そのあと突然にP波が現れ、洞調律《どうちょうりつ》による心拍《しんぱく》にもどる。
- 拍動《はくどう》が失われた部分のPP間隔は、洞調律のPP間隔の整数倍にならない。
- PP間隔、RR間隔は異常に長くなる。

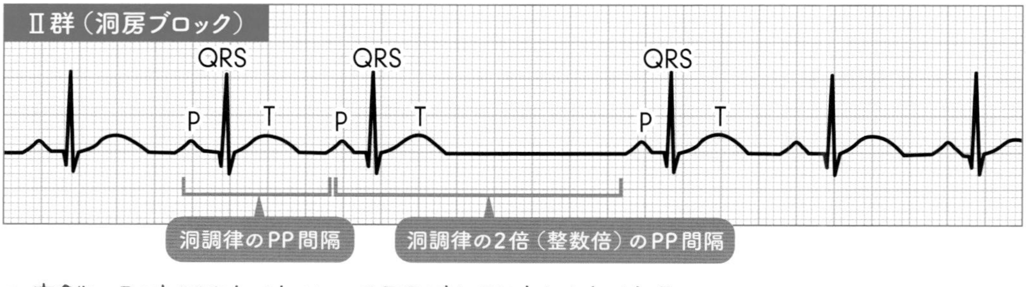

- 突然にP波が出なくなり、QRS波とT波も出なくなる。
- そのあと突然にP波が現れ、洞調律による心拍にもどる。
- 拍動が失われた部分のPP間隔は、洞調律のPP間隔の２倍、あるいは３倍、あるいは４倍というように、整数倍になる。

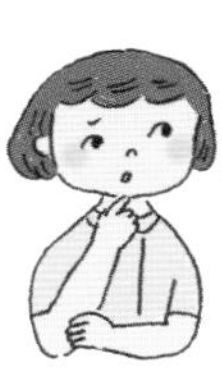

なんで洞房ブロックでは、 拍動が失われた部分のPP間隔が、 洞調律のPP間隔の整数倍になるんですか？

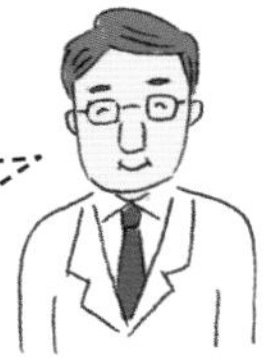

洞結節は正常に一定のリズムで電気刺激を出し続けていて、 刺激が心房に伝わるようになったとき、 心拍が回復するためですよ

❸ Ⅲ群（徐脈頻脈症候群）

頻脈性《ひんみゃくせい》不《ふ》整脈《せいみゃく》（心房細動《しんぼうさいどう》や発作性上室頻拍《ほっさせいじょうしつひんぱく》など）が止まったあと、**洞結節が正しく機能しなくなり、数秒間の心拍停止が起こる状態**です。その時間が長くなると、アダムス・ストークス発作（→P.73）が起こることがあります。

心電図の特徴

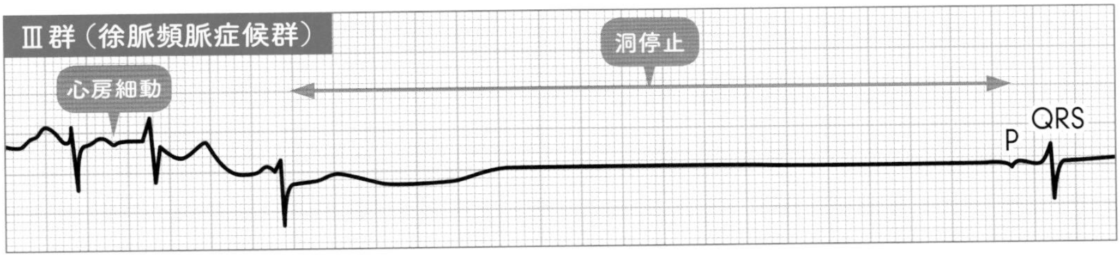

- 頻脈性《ひんみゃくせい》不《ふ》整脈《せいみゃく》が止まったあと、 数秒間波形が現れない （この間、 心停止《しんていし》）。
- そのあと、 洞調律《どうちょうりつ》による心拍《しんぱく》が回復する。
- PP間隔、 RR間隔がいちじるしく長くなる。

緊急度と対処方法

Ⅰ群よりⅡ群、Ⅱ群よりⅢ群のほうが、緊急度が高くなります。

モニター心電図で洞不全症候群の波形が見られた！

1 Ⅰ～Ⅲ群のどのパターンかを見て対応する。

Ⅰ群 緊急度は低め。 ただし、 徐脈《じょみゃく》の程度（心拍数40／分以下）によっては、 ドクターコールをする。

Ⅱ群 緊急度は高い。 自覚症状があるかどうかを確認する。

Ⅲ群 緊急度はきわめて高い。 自覚症状があるかどうかを確認する。

2 めまい、 意識低下、 失神などの症状がある場合には、 緊急の処置としてペーシング（→ P.73）が行われることがあるので、 その準備を行う。

※洞停止の時間が短かったり、 徐脈の程度が軽い場合は、 経過観察をする。

13 心房細動（AF）の基本と心電図の見方

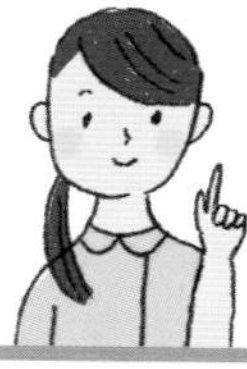

心房細動は、心房の中でいくつものリエントリーが生じることで起こります。心拍数や発作が続く期間に注意が必要です。

心房細動って、何だろう？

心房細動《しんぼうさいどう》は、**心房のさまざまなところでリエントリーが生じることで起こるもの**です。そのリエントリーにより、心房に震えるような細動が起こります。

心房細動は心拍数《しんぱくすう》によって、次のようなタイプがあります。

❶ 頻脈性心房細動《ひんみゃくせいしんぼうさいどう》……房室結節《ぼうしつけっせつ》の機能が正常である場合。心室《しんしつ》に伝わる電気刺激が多くなるので、心拍数《しんぱくすう》が上がる。

❷ 徐脈性心房細動《じょみゃくせいしんぼうさいどう》……房室結節の機能が低下している場合。心室に電気刺激が伝わりにくくなるので、心拍数が下がる。

心電図の特徴　P波が消え、RR間隔がバラバラになる

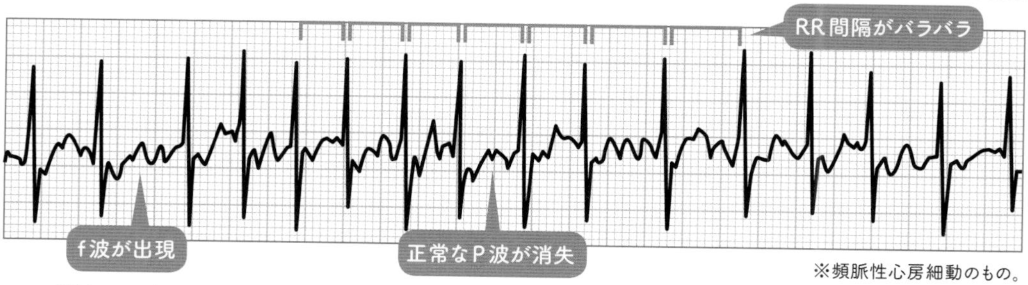

※頻脈性心房細動のもの。

- 正常なP波が失われる。
- QRS波が不規則に出現するため、RR間隔がバラバラになる。
- QRS波の波形は正常で、洞調律《どうちょうりつ》のときと同じ。
- 基線上に細かく揺れるような波形として、心房《しんぼう》の興奮を示すf波（fibrillation波）が出現。

発生のメカニズム　心房でリエントリーが生じる

心房細動では、**心房に無秩序で異常な興奮（リエントリー）が生じることで、心房に震えるような細動が起こります。**そのため、心室《しんしつ》へ血液を送り出すのに十分な収縮が行われなくなります。心室への電気刺激の伝導も異常をきたし、心室の興奮も不規則になります。

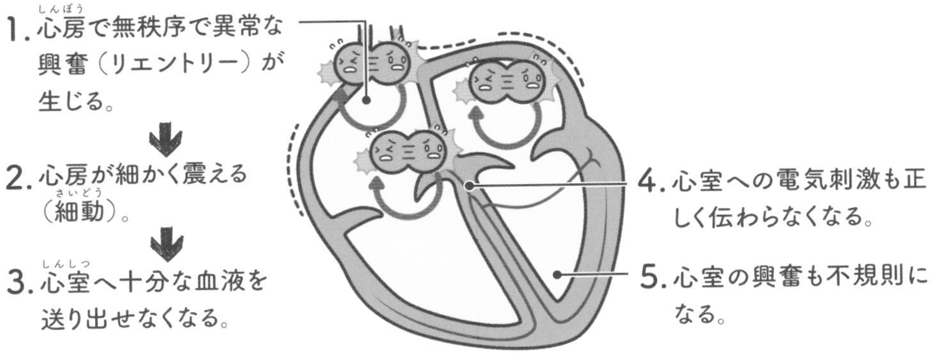

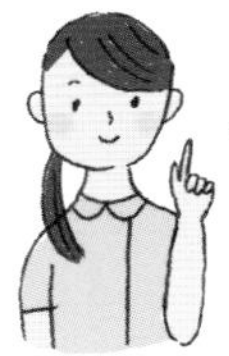

心拍《しんぱく》のリズムが完全にバラバラになるので、「絶対性不整脈」とも呼ばれます

心房細動って、どんな症状が出るの？

心房細動では、**胸部不快感、動悸《どうき》、息切れなどの自覚症状**が現れることがあります。これらの症状があるのは心房細動が起きている間だけで、発作が治まると自覚症状も消えます。ただし、すべての心房細動で自覚症状があるわけではありません。長く続いている永続性心房細動《えいぞくせいしんぼうさいどう》（→P.91）では、多くの場合、自覚症状は現れません。

Check!

塞栓症を予防することが大事！

心房細動が起きていると、心房内の血液を十分に心室に送り出せないため、心房内に血液が停滞することになります。これにより、血《けっ》栓《せん》ができやすくなります。とくに血栓ができやすいのは、左心耳《さしんじ》です。この血栓が流れ出すことにより、全身で塞栓症《そくせんしょう》を起こす危険性もあります。脳血管《のうけっかん》に詰まれば脳塞栓《のうそくせん》となりますから、塞栓症を予防することが重要になります。

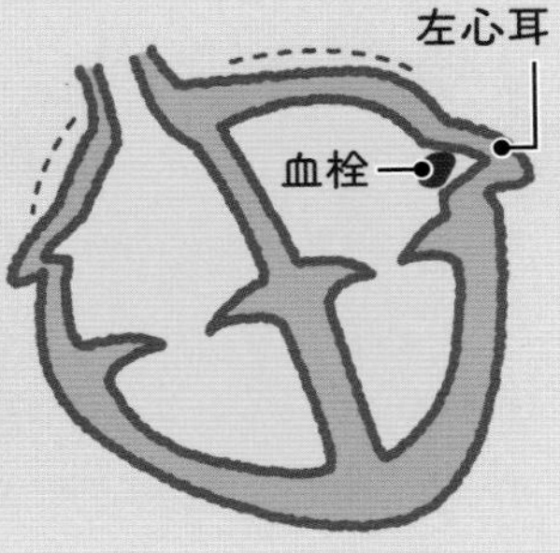

Part 3 不整脈の心電図

❶頻脈性心房細動

房室結節《ぼうしつけっせつ》の機能が正常な場合です。心室に伝わる電気刺激が多くなるため、心拍が速くなります。**頻脈が高度になると、心不全《しんふぜん》になる危険性があります。**

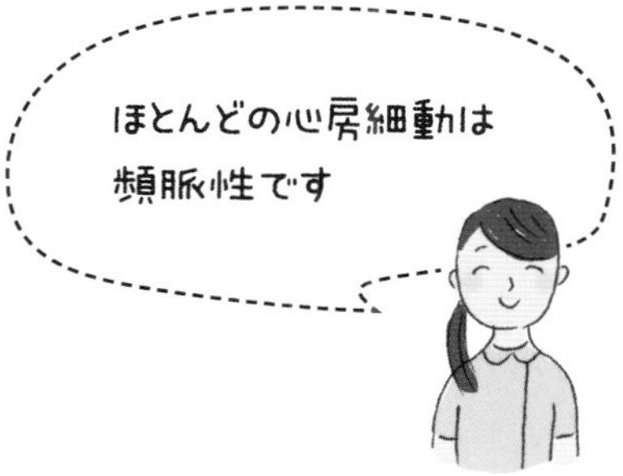

心電図の特徴　RR間隔がバラバラでせまい！

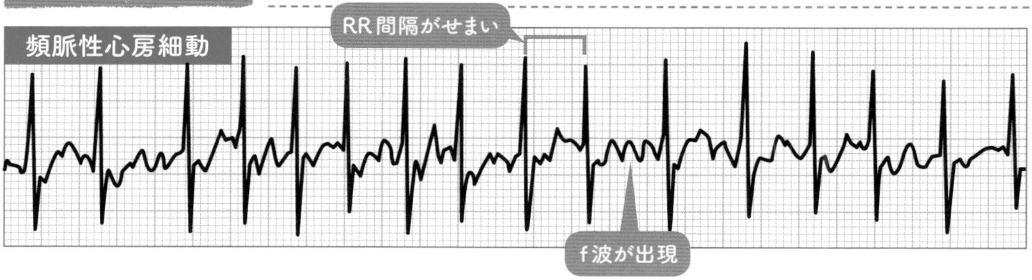

- 洞調律よりもRR間隔がせまく、心拍数が高い。
- RR間隔が不規則になる。
- P波がない。
- 基線上に細かく震えるf波が見られる。

❷徐脈性心房細動

房室結節の機能が低下している場合です。心室に電気刺激が伝わりにくくなるため、心拍が遅くなります。**徐脈の程度が重くなると、めまい、眼前暗黒感《がんぜんあんこくかん》などの症状が現れます。失神が起きる危険性もあります。**

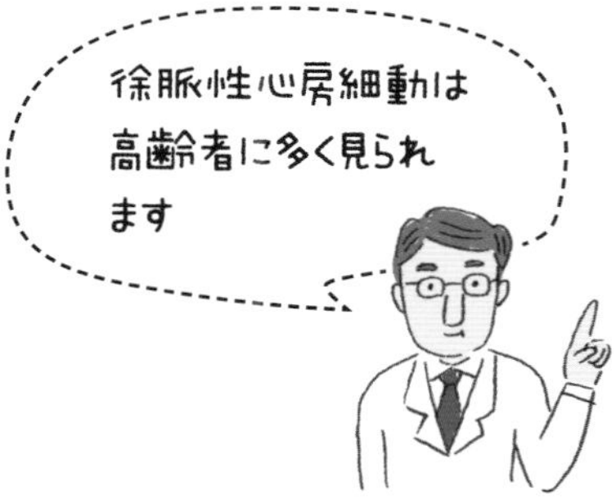

心電図の特徴　RR間隔がバラバラで広い！

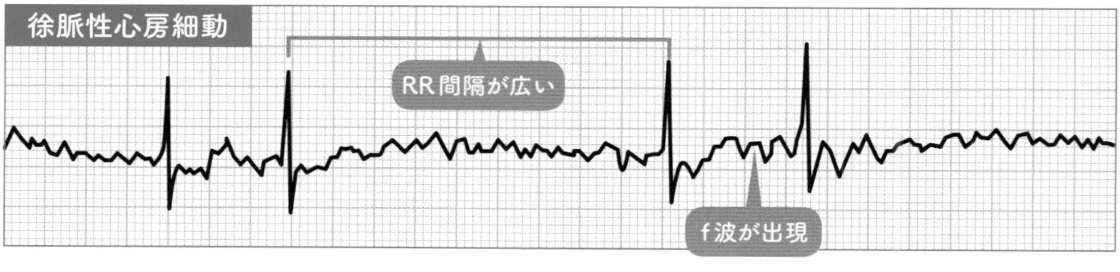

- 洞調律よりもRR間隔が広く、心拍数が低い。
- RR間隔が不規則になる。
- P波がない。
- 基線上に細かく震えるf波が見られる。

発作が続く期間で分類することもある

心房細動は、発作が続く期間で次の3つに分類されます。

- 発作性《ほっさせい》心房細動……………7日以内に自然に治まり、洞調律にもどるもの。
- 持続性《じぞくせい》心房細動……………7日以上続き、自然には治まらないもの。
- 永続性《えいぞくせい》（慢性）心房細動…治療を行っても心房細動が治まらず、ずっと続いているもの。

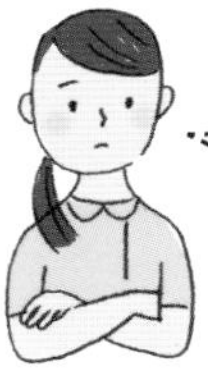

高齢者の持続性心房細動では、f波が細かすぎるため、モニター心電図では確認できないことがあります

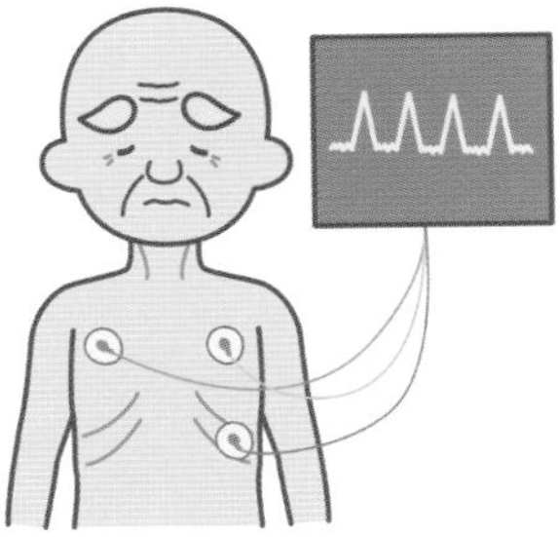

緊急度と対処方法　まずは塞栓症の予防から！

心拍数が正常であれば、緊急度はそれほど高くありません。ただし、脳塞栓《のうそくせん》などの塞栓《そくせん》症《しょう》の原因となるため、それを予防するための治療は必要になります。

モニター心電図で心房細動の波形が見られた！

1. 心拍数《しんぱくすう》を確認し、医師による塞栓症《そくせんしょう》を予防する治療を行う。
2. 頻脈性心房細動《ひんみゃくせいしんぼうさいどう》や徐脈性心房細動《じょみゃくせいしんぼうさいどう》の場合には、緊急度が高まるので、ドクターコールをする。

頻脈性の場合

心拍出量が低下するため、動悸などの症状が現れる。安静時の心拍数が110／分を超える場合には、心不全を防ぐために薬物治療が必要。

徐脈性の場合

脳血流が不足することで起こる症状が現れることがある。心拍数が40／分を下回る場合は、とくに注意が必要。

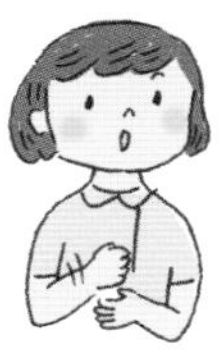

頻脈性《ひんみゃくせい》では心不全《しんふぜん》を、徐脈性《じょみゃくせい》では失神などを起こす危険性があるので要注意ですね！

14 心房粗動（AFL）の基本と心電図の見方

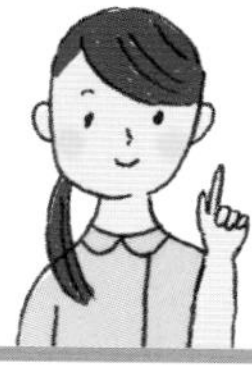

心房粗動は三尖弁の周辺で生じたリエントリーにより、心房が異常な興奮をきたすものです。その異常な興奮が心室に伝わる比率により、緊急度が変わります。

心房粗動って、何だろう？

心房粗動《しんぼうそどう》は**三尖弁《さんせんべん》のまわりでリエントリーが生じ、それによって心房が約300／分の周期で規則的に収縮《しゅうしゅく》することで起きるもの**です。このような収縮を**粗動**といいます。

心電図の特徴　ノコギリの歯のような波形が出現

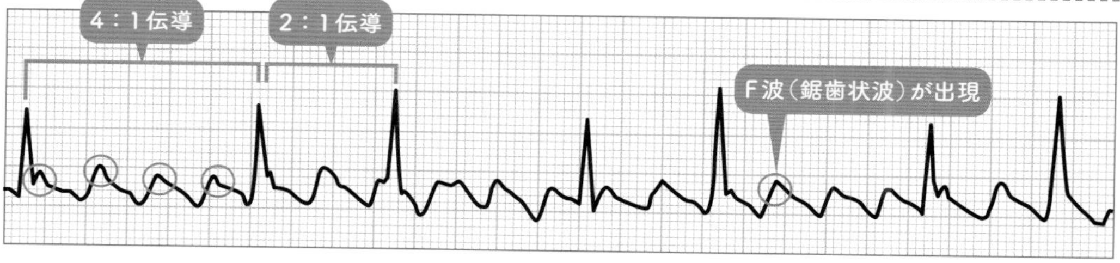

- 心房《しんぼう》での粗動《そどう》が、小刻みに上下する波形として現れる。これを粗動波、F波（Flutter波）という。
- F波が現れるため、P波は失われる。
- QRS波は4：1や2：1のような偶数の伝導比で出現することが多い。

F波はノコギリの歯のような形をしているため、「鋸歯状波《きょしじょうは》」と呼ばれることもあります

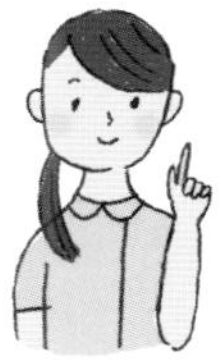

発生のメカニズム　三尖弁のまわりでリエントリーが生じる！

心房粗動では、三尖弁のまわりでグルグルと回転するリエントリーが生じます。それによって、**心房が約300／分の周期で規則的に収縮する**ようになります。

心房での異常な興奮は規則正しい間隔で房室結節《ぼうしつけっせつ》から心室《しんしつ》へと伝わり、心室が興奮します（QRS波の幅は正常な形で現れます）。ただし、心房での興奮が伝わる間隔（伝導比）には、さまざまなパターンがあります（→P.94）。

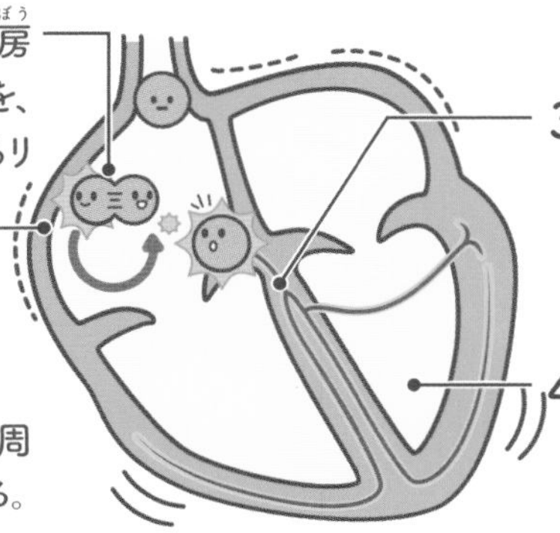

心房粗動はリエントリーが生じる箇所により、次の2種類に分けることができます。

❶ 通常型心房粗動……三尖弁《さんせんべん》のまわりで発生する異常な興奮波が、右心房内《うしんぼうない》で三尖弁のまわりを反時計回りに旋回することによって起こる。

❷ 非通常型心房粗動……三尖弁以外の領域でリエントリーが生じることよって起こる。

心房粗動の原因は、何だろう？

正常な心臓に心房粗動が起こることは、あまりありません。**多くは何かしらの心疾患《しんしっかん》や呼吸器疾患があり、心臓に負担がかかっている場合に起こります。**心臓の手術後などに起こることもあります。

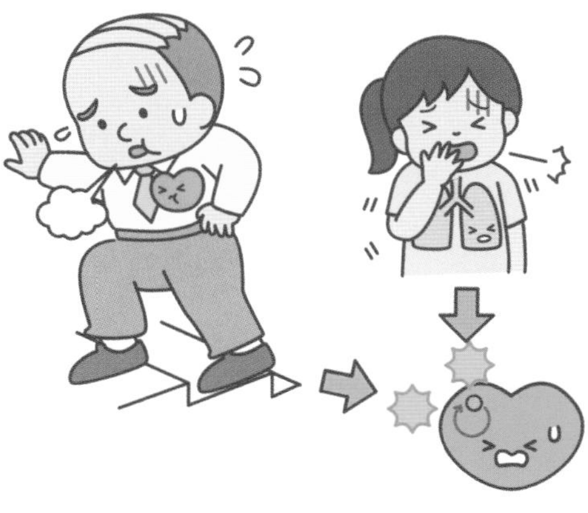

心房で生じた粗動は偶数の伝導比で心室に伝わる

心房粗動では、心房が約300／分の頻度で収縮します。しかし、その興奮がすべて心室に伝えられるわけではありません。**多くの場合、2：1や4：1のように、偶数の伝導比となります。**

伝導比によって、心室が興奮する回数（心拍数《しんぱくすう》）が変わります。それにともなって、QRS波が出現する間隔も変わります。

伝導比と心拍数・QRS波の関係

●伝導比が4：1の場合　心拍数は約75／分

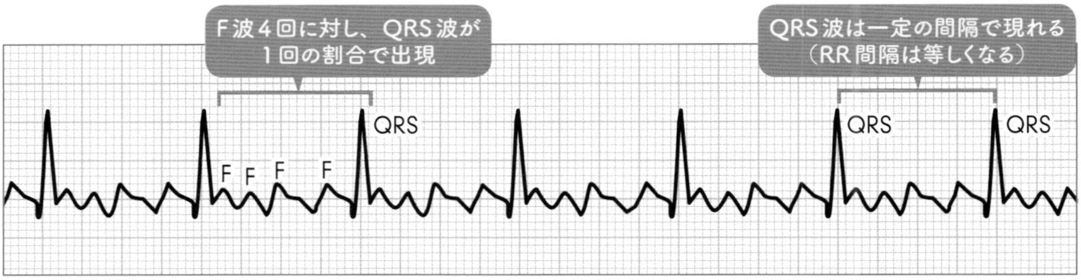

●伝導比が2：1の場合　心拍数は約150／分

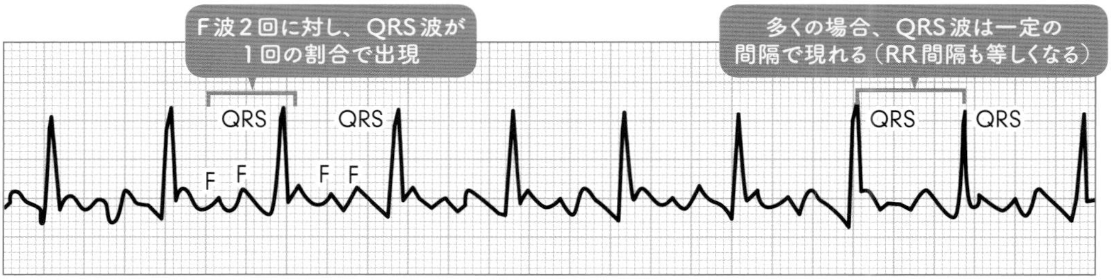

複数の伝導比がまざって現れる場合もあります。その場合、RR間隔は等しくなりません（→P.92）。

まれですが、伝導比（F波とQRS波の出現割合）が1：1の場合もあります。心拍数《しんぱくすう》が約300／分となり、かなり危険な状態です

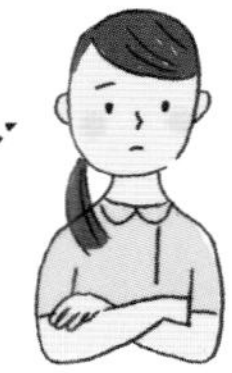

心房粗動では、どんな症状が現れるの？

心房粗動で現れる症状は、伝導比によって異なります。

伝導比が４：１の場合

心拍数は約75／分なので、自覚症状がないこともめずらしくない。

伝導比が２：１の場合

心拍数が約150／分となるため、動悸《どうき》や胸部不快感などの症状が現れるようになる。

伝導比が１：１の場合

心拍数が約300／分という極度の頻脈《ひんみゃく》となるため、心臓のポンプ機能が失われ、血圧低下や失神などが起きるようになる。

緊急度と対処方法　伝導比に応じて対処する！

心房粗動は伝導比によって緊急度が変わるので、それぞれに応じた対処が求められます。

モニター心電図で心房粗動の波形が見られた！

●伝導比が４：１の場合

とくに緊急を要する状態ではない。ただし、伝導比が突然変わったりすることもあるため、ドクターコールは必要。

●伝導比が２：１の場合

長く続くと、心不全《しんふぜん》などを引き起こすことがある。早急に対処する必要があるため、ドクターコールをする。

●伝導比が１：１の場合

すでに危険な状態。重度の頻脈《ひんみゃく》のために心臓のポンプ機能が失われ、血圧が低下してショック状態をまねく危険がある。早急にドクターコールをする。

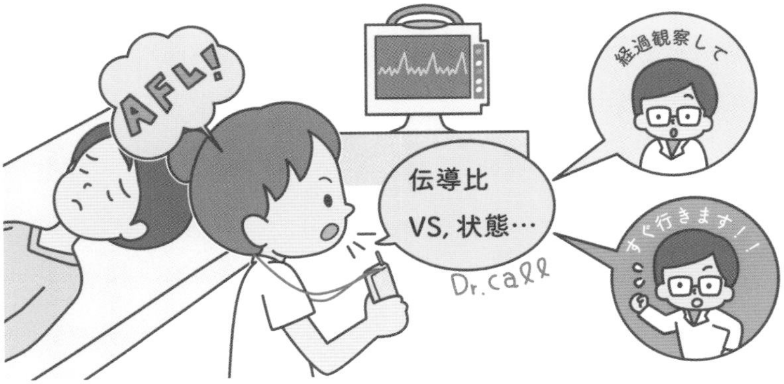

15 発作性上室頻拍（PSVT）の基本と心電図の見方

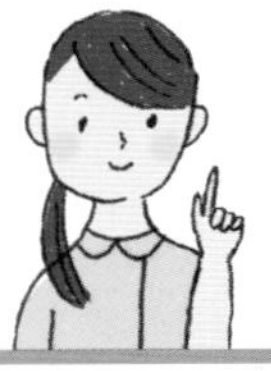

発作性上室頻拍は、上室部でリエントリーが生じることで起こるものです。リエントリーが形成される流れによって、いくつかのパターンに分けられます。

発作性上室頻拍って、何だろう？

発作性上室頻拍《ほっさせいじょうしつひんぱく》は、**上室部（心房《しんぼう》や房室結節《ぼうしつけっせつ》など）でリエントリー（→P.51）が生じることで起こる頻脈性の不整脈**です。主なものに、次の2つがあります。

❶ 房室回帰性頻拍《ぼうしつかいきせいひんぱく》
❷ 房室結節《ぼうしつけっせつ》リエントリー性頻拍《せいひんぱく》

心電図の特徴　頻脈が前触れもなく現れる！

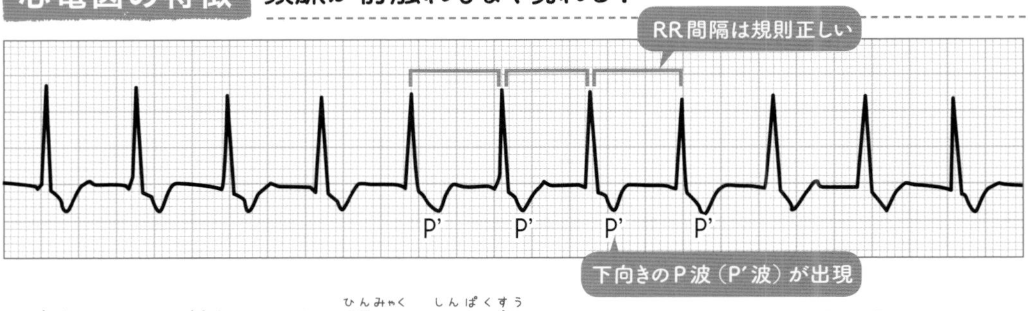

- 突然、何の前触れもなく頻脈《ひんみゃく》（心拍数《しんぱくすう》150～200／分）が現れる。
- QRS波は幅のせまい正常な波形となる。
- RR間隔は規則正しい。
- 房室回帰性頻拍《ぼうしつかいきせいひんぱく》では、QRS波のすぐあとに下向きの陰性P波（P'波）が現れる。
- 房室結節《ぼうしつけっせつ》リエントリー性頻拍《せいひんぱく》では、QRS波と重なって陰性P波（P'波）が見えない。

上図の波形は房室回帰性頻拍のものです。それぞれで発生するメカニズムが少し異なりますので、次ページで説明します

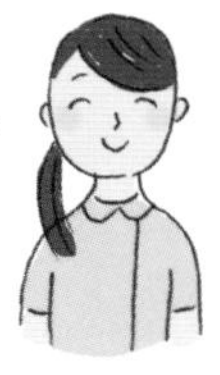

発生のメカニズム　上室部でリエントリーが発生する

発作性上室頻拍では、**上室部（心房や房室結節など）でリエントリーが突然発生し、それによって心拍数150／分以上の頻脈が起こります。** この状態がしばらく続き、突然治まります。疾患名《しっかんめい》に「発作性」とついているのは、そのためです。

房室回帰性頻拍と房室結節リエントリー性頻拍では、リエントリーが形成される流れが異なります。

房室回帰性頻拍の場合

WPW 症候群（→ P.112）があることで引き起こされる。リエントリーは 1. 心房《しんぼう》→ 2. 房室結節《ぼうしつけっせつ》→ 3. 心室《しんしつ》→ 4. ケント束《そく》（副伝導路《ふくでんどうろ》）→ 5. 心房という順路で回転する。

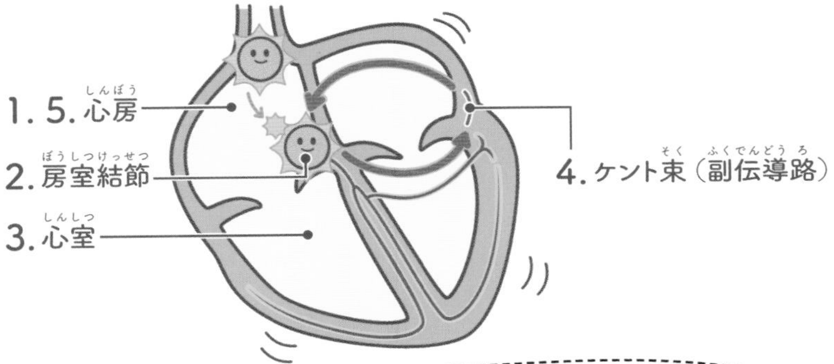

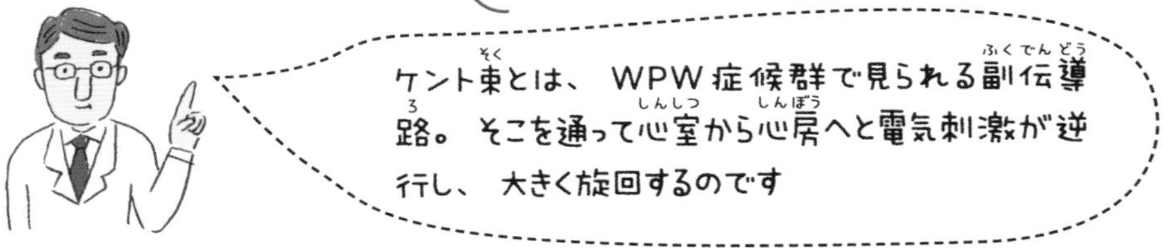

房室結節リエントリー性頻拍の場合

「房室結節二重伝導路《ぼうしつけっせつにじゅうでんどうろ》」といって、房室結節に 2 つの伝導路が存在することがある。本来の房室結節（速伝導路）以外に、「遅伝導路《ちでんどうろ》」とよばれる異常な伝導路があり、この 2 つの伝導路の間でリエントリーが形成される。

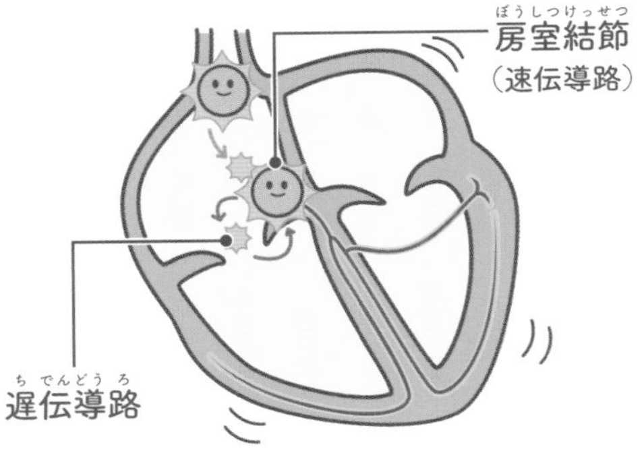

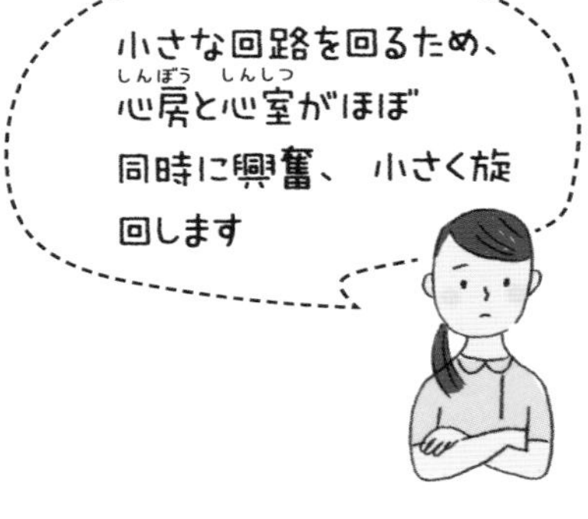

❶房室回帰性頻拍の心電図

房室回帰性頻拍では、**QRS波のすぐあとに下向きの陰性P波（P' 波）が現れるのが特徴**です。これは「P'」と記します。ケント束を通って、電気刺激が心室から心房へと逆行するため、P波が下向きになるのです。このことから、「逆行性P波」と呼ぶこともあります。

心電図の特徴　下向きのP'波が現れる

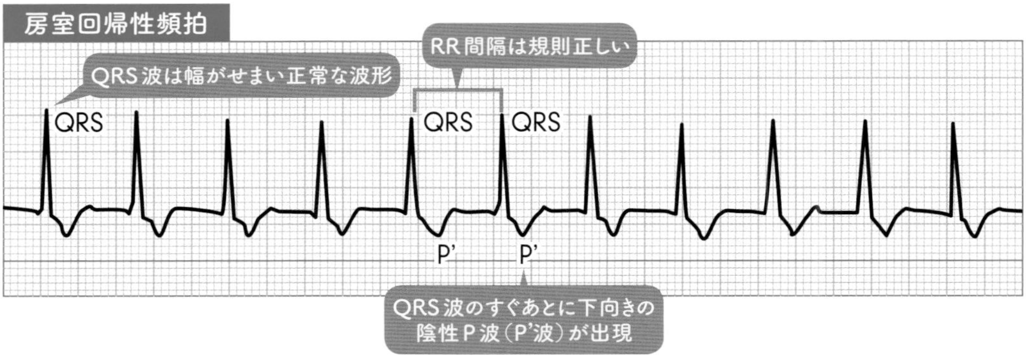

❷房室結節リエントリー性頻拍の心電図

房室結節に小さな回路のリエントリーが形成されるため、心房と心室がほぼ同時に興奮します。そのため、**心房の興奮を示す陰性P波（P' 波）は、心室の興奮を示すQRS波と重なってしまうため見えません。**

心電図の特徴　P'波はQRS波に重なって見えない

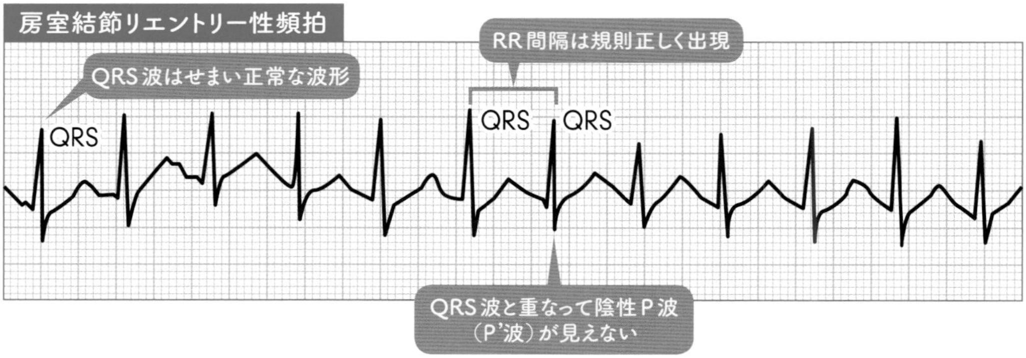

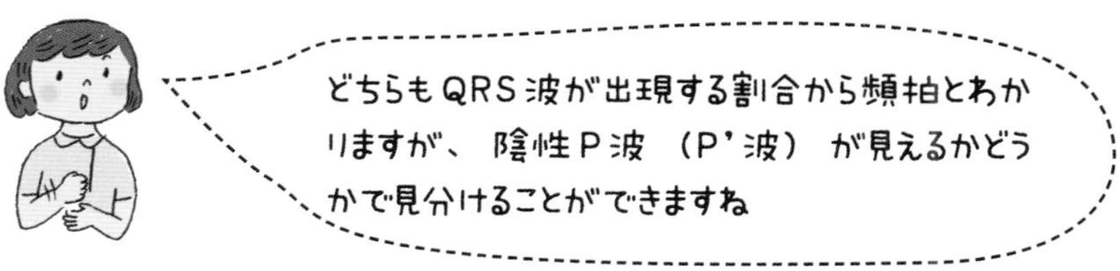

発作性上室頻拍では、どんな症状が現れるの？

発作性上室頻拍が発生すると、心拍数が高いことによる症状が現れることがあります。発作性の病気なので、症状も突然現れるのが特徴です。

動悸《どうき》などの自覚症状が現れます。心拍数がより高い場合には、規則正しい心臓のポンプ機能が低下することにより、血圧低下や意識障害なども起こります。また、心拍数の高い状態が長く続いた場合には、心不全《しんふぜん》をまねく危険性があります。

発作性の病気なので突然始まり、突然終わるのが特徴で、頻脈《ひんみゃく》が治まることで症状も治まります

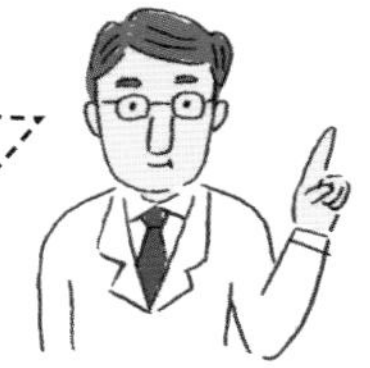

緊急度と対処方法　迷走神経刺激法を試す

発作性上室頻拍では、心拍数が高くなることによって症状が現れます。頻脈の程度によっては、血圧低下や意識障害などを起こすこともありますし、長く続くことで心不全が引き起こされることもあります。そのため、緊急度は中程度といえます。

モニター心電図で発作性上室頻拍の波形が見られた！

❶ 迷走神経刺激法《めいそうしんけいしげきほう》でリエントリーを抑える。

迷走神経刺激法とは　迷走神経を刺激することにより、房室結節などにおける電気刺激の伝導が抑えられ、リエントリーが解消されることがある。代表的なものに、バルサルバ法と頸動脈《けいどうみゃく》マッサージがある。

バルサルバ法

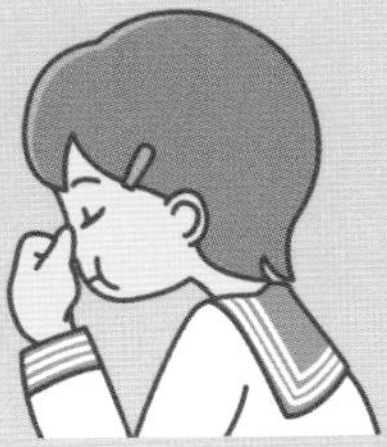

大きく息を吸い込んだあと、できるだけ長く息こらえをする。これだけで、発作が治まることがある。

頸動脈マッサージ

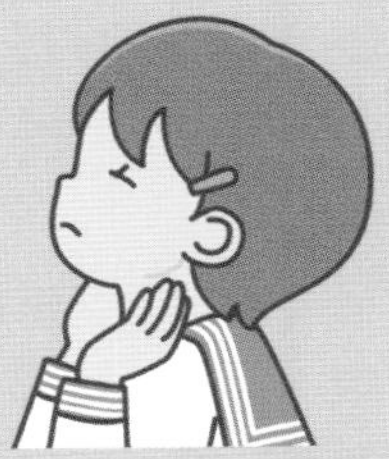

手のひらで、頸動脈を5～10秒ほど軽く圧迫する。

❷ 迷走神経刺激法を行っても発作が治まらない場合は、ドクターコールをする。

発作性上室頻拍が疑われる場合、正確な診断を下すために、12誘導心電図検査が行われることがあります

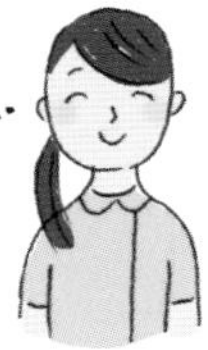

column

異常な心電図と間違われやすいノイズ「アーチファクト」

心筋《しんきん》が興奮するときの電気活動を体表面でキャッチし、それを波形に表したのが心電図です。そこにノイズが混入し、通常では見られない波形を描き出すことがあります。これをアーチファクトといいます。

アーチファクトには、主に2つの原因があります。1つめが筋電図《きんでんず》の混入、2つめが外部からの交流電流の混入です。

筋電図の混入は、患者さんが筋肉に力を入れているような場合に起こります。基線がギザギザになったり、ふるえたような波形になったりします。そのため、P波が見えなくなり、QRS波も判別しにくくなります。基線のギザギザを心房細動《しんぼうさいどう》と間違えることもよく起こります。

筋電図の混入の原因となるのは、精神的な緊張で身体に力が入っている場合や、寒さでふるえているような場合です。歯磨きなどで身体を動かすことが原因になることもあります。歯磨きでは、心室頻拍《しんしつひんぱく》によく似た波形が現れます。

交流電流の混入は、アースがとれていない場合によく起こります。また、心電計の近くに交流電流を発生する医療機器がある場合には、それが混入することもあります。

心電図に通常では見られない波形が現れたときは、それが不整脈なのか、アーチファクトなのかを確認することが大切です。

Part 4

12誘導心電図でわかる心疾患

12誘導心電図検査を行うことでわかる心疾患があります。狭心症、心筋梗塞、WPW症候群、ブルガダ症候群、QT延長症候群などです。ここでは、それらの心疾患の特徴と波形の見方を学んでいきましょう。

第4話 | 12誘導心電図でわかることもある!

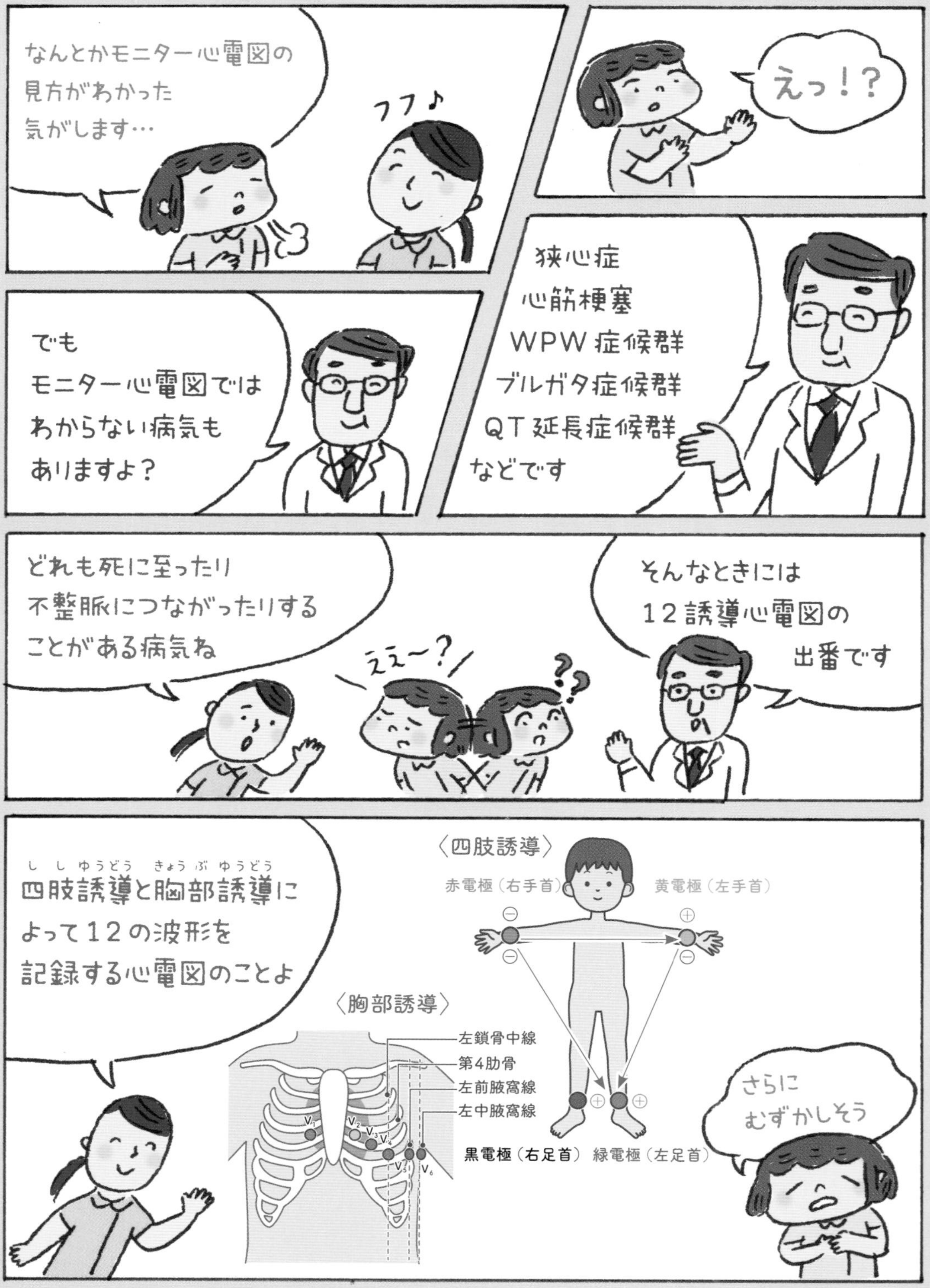

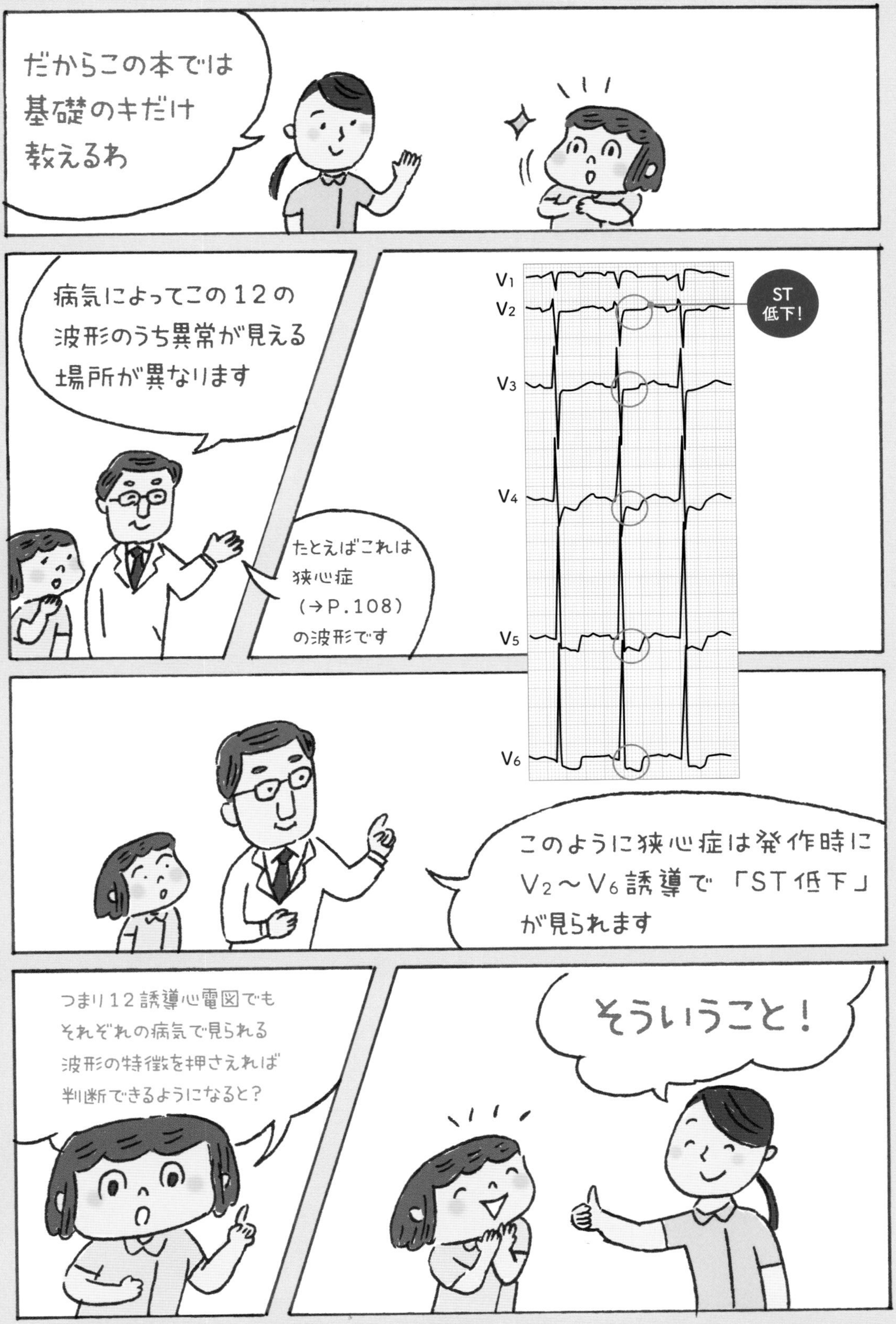
だからこの本では基礎のキだけ教えるわ
病気によってこの12の波形のうち異常が見える場所が異なります
たとえばこれは狭心症（→P.108）の波形です
V_1
V_2
V_3
V_4
V_5
V_6
ST低下！
このように狭心症は発作時にV_2～V_6誘導で「ST低下」が見られます
つまり12誘導心電図でもそれぞれの病気で見られる波形の特徴を押さえれば判断できるようになると？
そういうこと！

1 12誘導心電図でわかる病気がある

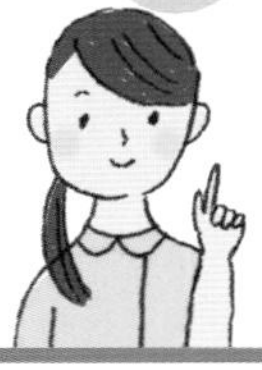

12誘導心電図とは、四肢誘導と胸部誘導による10の電極から、12の心電図を描くものです。情報量が多く、より正確な診断を行うのに役立ちます。

12誘導心電図って、なんだろう？

12誘導心電図は、日常の臨床《りんしょう》で広く行われています。**12種類の心電図が得られるため、そこに描き出される波形から、多くの心疾患《しんしっかん》を診断することができます。**

12誘導心電図検査に使用するもの

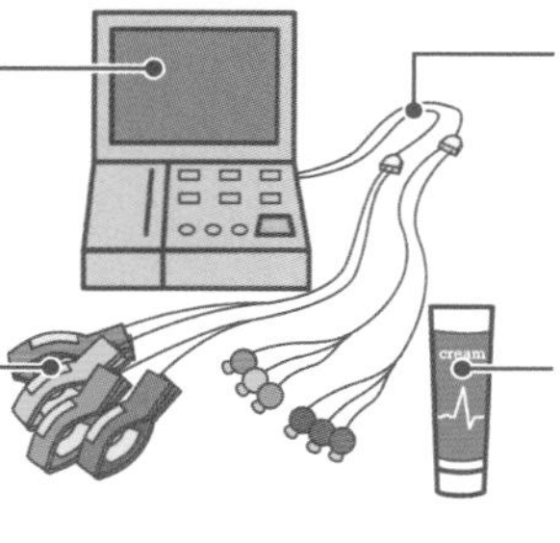

12誘導心電図はモニター心電図よりも情報量が多く、より正確な診断を行うのに役立ちます

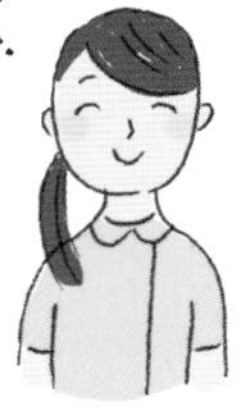

四肢誘導と胸部誘導に分けられる

12誘導心電図では、電極を四肢《しし》（両手首・両足首）と胸部《きょうぶ》につけます。このことから、それぞれ**四肢誘導**と**胸部誘導**と呼ばれます。

❶ 四肢《しし》誘導……電極を両方の手首と足首につける。
❷ 胸部《きょうぶ》誘導……電極を前胸部の6ヵ所につける。

検査を受ける人には仰向けに寝てもらい、その左手側に立って電極を装着します。電極をつける際、四肢誘導では手首と足首の内側に、胸部誘導では電極をつける部位すべてにペーストを塗ります。

四肢誘導のやり方とポイントを知ろう

四肢誘導で使用するはさみ式の電極は4つあり、それぞれに色が異なります。下図のように**色によって装着箇所が決まっている**ので、正しく覚えましょう。

四肢誘導は**双極《そうきょく》誘導**と**単極《たんきょく》誘導**に分かれています。これにより、計6種類の心電図を記録することができます。

- 双極《そうきょく》誘導……2つの電極間の電位差を求めることで得られる心電図。Ⅰ誘導、Ⅱ誘導、Ⅲ誘導がある。
- 単極《たんきょく》誘導……3極（赤・黄・緑）の中心点（不関電極《ふかんでんきょく》）と各極の電位差を求めることで得られる心電図。aV_R誘導、aV_L誘導、aV_F誘導がある。

四肢誘導における電極の装着箇所

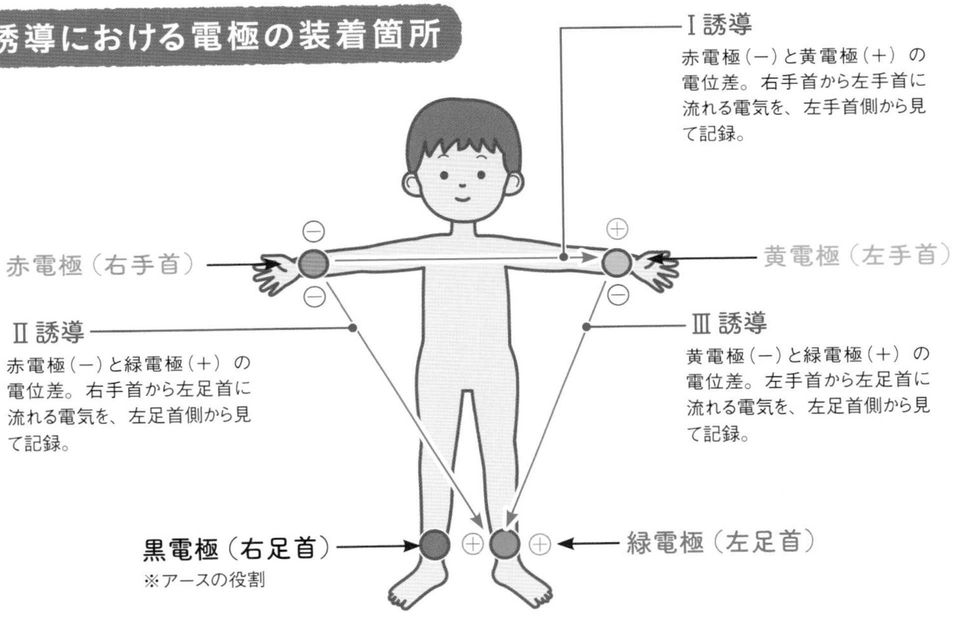

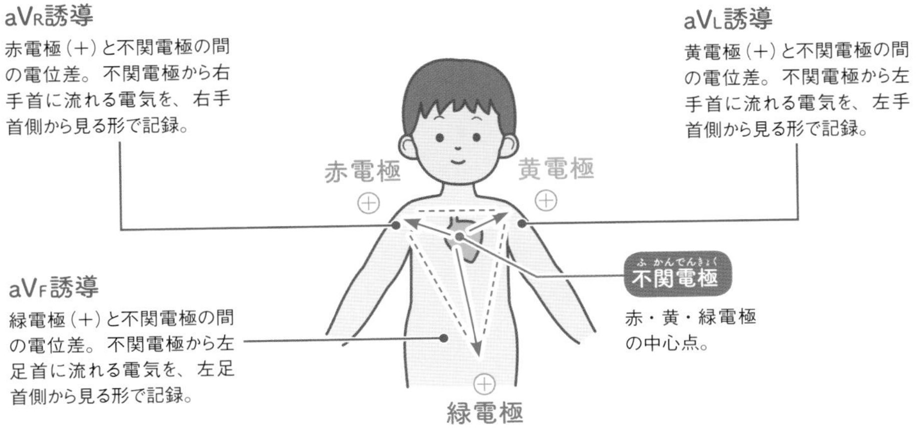

胸部誘導のやり方とポイントを知ろう

胸部誘導では、6つのスポイト式の電極を使います。**こちらも色によって装着箇所が決まっています。**下図を参考に、正しく覚えてください。

胸部誘導は**すべて単極誘導**です。不関電極と電極を装着した部位の電位差で心電図が記録されます。不関電極には、四肢誘導で使われる赤・黄・緑電極の中心点が使われます。そのため、胸部誘導の心電図を記録するためには、四肢の電極も装着する必要があります。

胸部誘導における電極の装着箇所

V_1（赤電極）：胸骨右縁《きょうこつうえん》の第4肋間
V_2（黄電極）：胸骨左縁《さえん》の第4肋間
V_3（緑電極）：V_2とV_4の中間
V_4（茶電極）：左鎖骨中線上《ささこつちゅうせんじょう》の第5肋間
V_5（黒電極）：左前腋窩線上《さぜんえきかせんじょう》でV_4と同じ高さ
V_6（紫電極）：左中《さちゅう》腋窩線上でV_4と同じ高さ

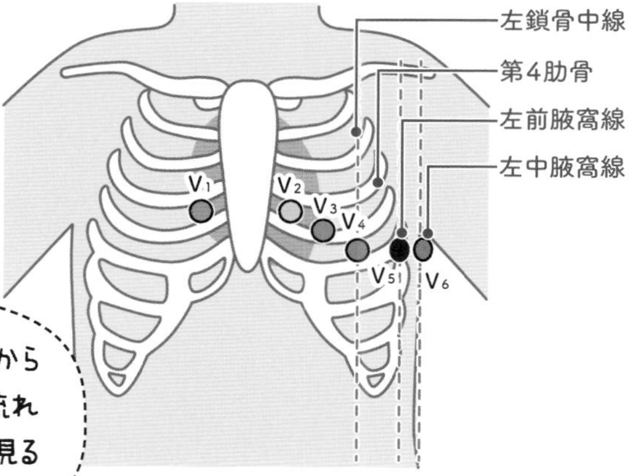

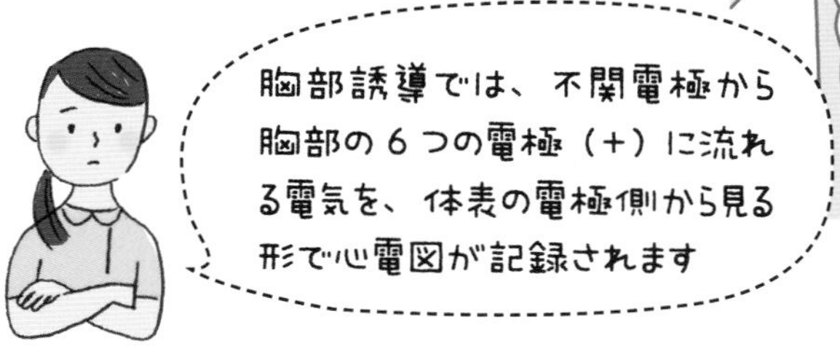

12誘導心電図で描かれる波形を知ろう

12誘導心電図では、下図のように12の波形が描かれます。P波（心房《しんぼう》の興奮）、QRS波（心室《しんしつ》の興奮）、T波（心室の興奮が回復する過程）という基本は変わりませんが、**それぞれの誘導で記録される波形は異なります。**それぞれの特徴を押さえておきましょう。

四肢誘導

Ⅰ誘導

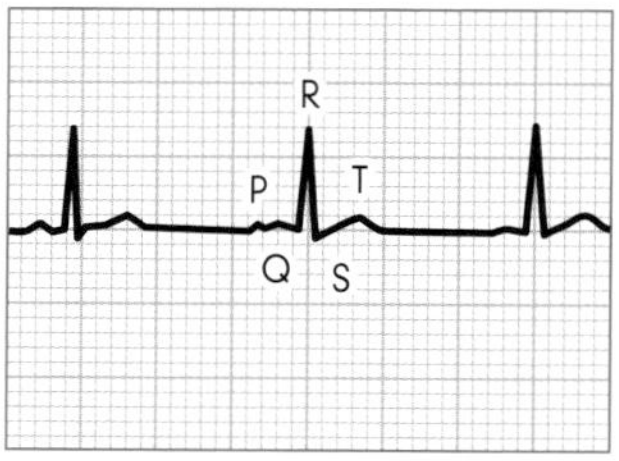

P波：上向き（陽性波）
QRS波：上向き（陽性波）
T波：上向き（陽性波）
※QRS波と同じ向き。

Ⅱ誘導

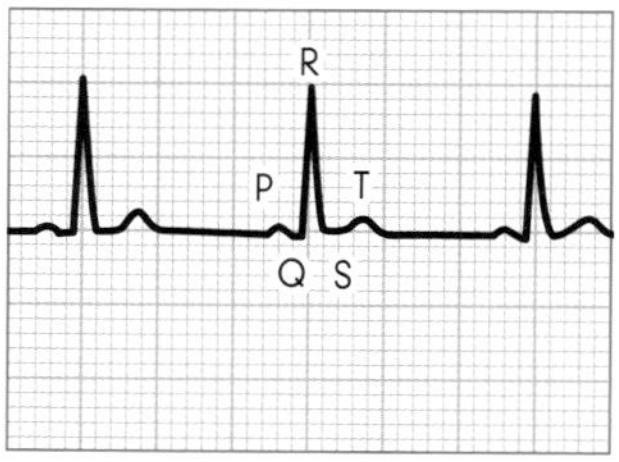

P波：上向き（陽性波）
QRS波：上向き（陽性波）
T波：上向き（陽性波）

Ⅲ誘導

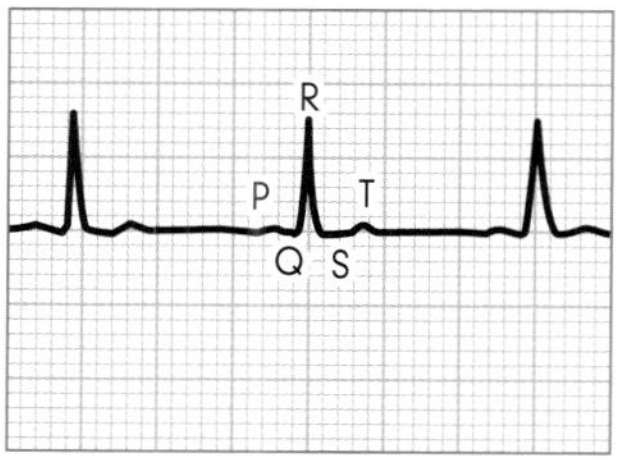

P波：上向き（陽性波）
QRS波：上向き（陽性波）
T波：上向き（陽性波）

aV_R誘導

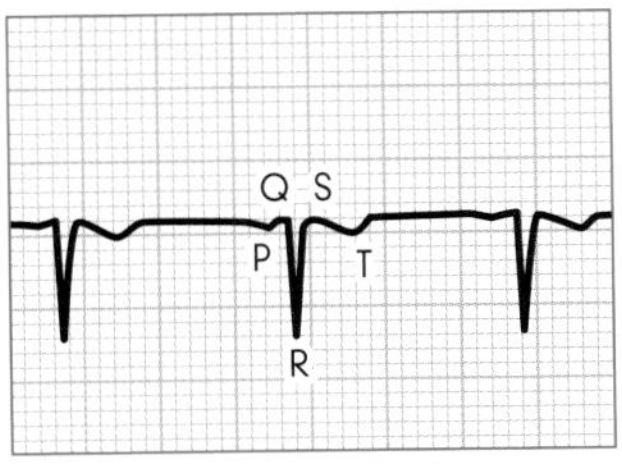

P波：下向き（陰性波）
QRS波：下向き（陰性波）
T波：下向き（陰性波）
※QRS波と同じ向き。

aV_L誘導

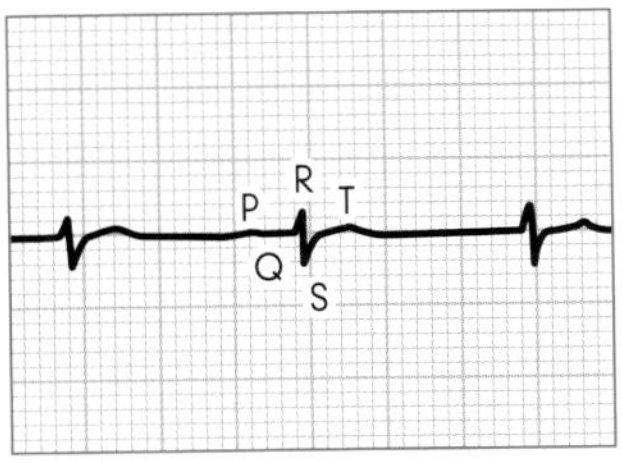

P波：上向き（陽性波）
QRS波：上向き（陽性波）
T波：上向き（陽性波）

aV_F誘導

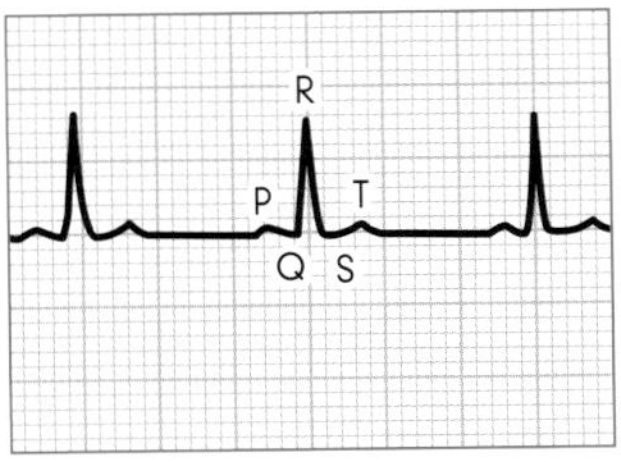

P波：上向き（陽性波）
QRS波：上向き（陽性波）
T波：上向き（陽性波）

胸部誘導

V_1誘導

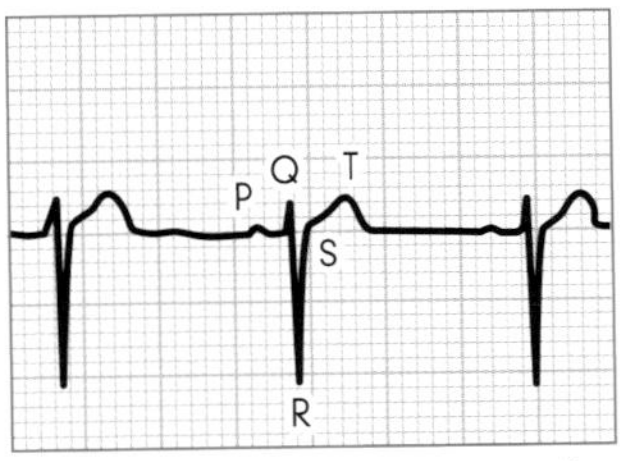

P波：前半部分は上向き、後半部分は下向き（二相性P波）
QRS波：下向き（陰性波）
T波：上向き（陽性波）
※QRS波と逆向き。

V_2誘導

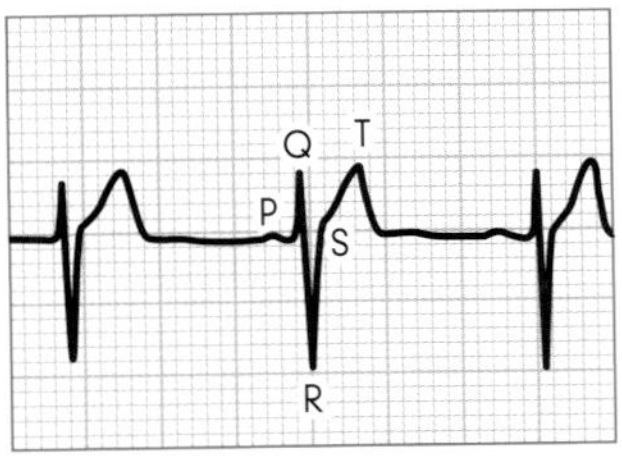

P波：上向き（陽性波）
QRS波：下向き（陰性波）
T波：上向き（陽性波）
※QRS波と逆向き。

V_3誘導

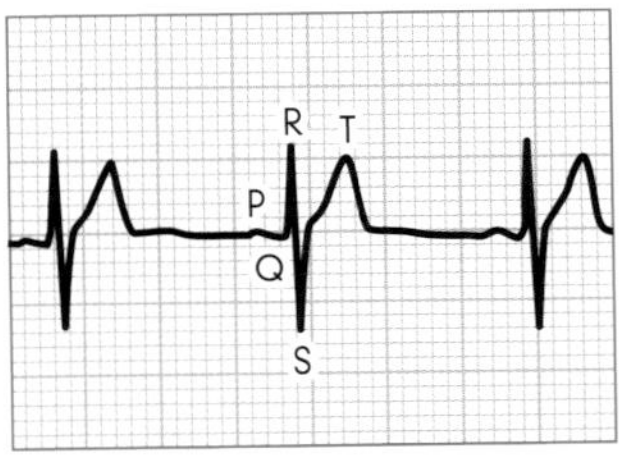

P波：上向き（陽性波）
QRS波：R波とS波の波高がほぼ等しくなる。
T波：上向き（陽性波）

V_4誘導

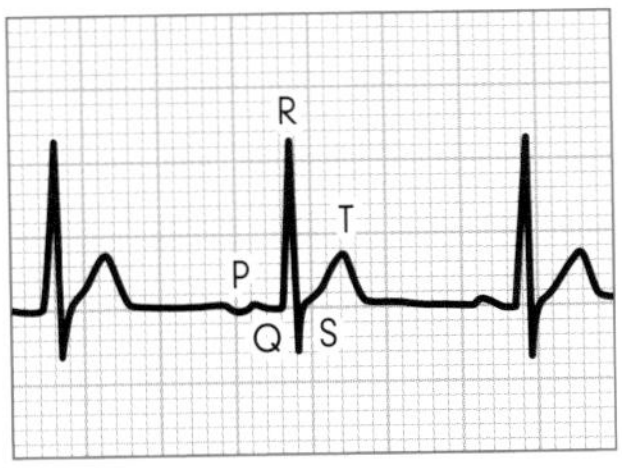

P波：上向き（陽性波）
QRS波：上向き（陽性波）
T波：上向き（陽性波）

V_5誘導

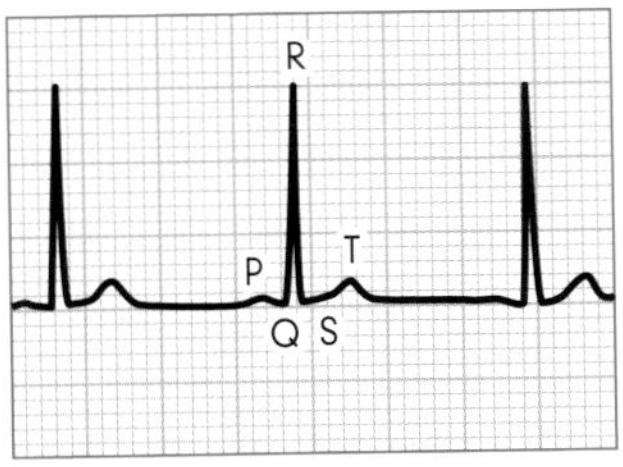

P波：上向き（陽性波）
QRS波：上向き（陽性波）
T波：上向き（陽性波）

V_6誘導

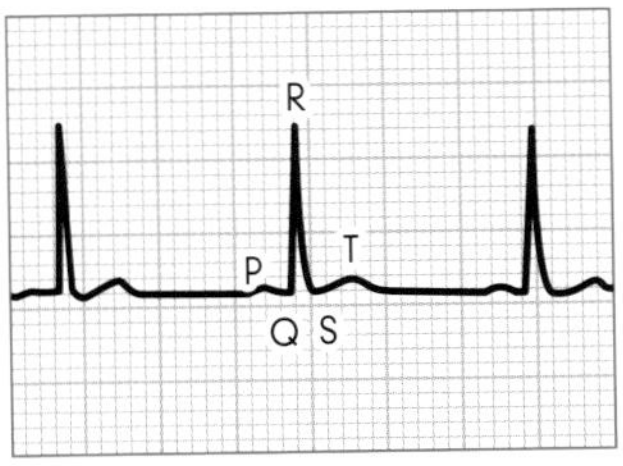

P波：上向き（陽性波）
QRS波：上向き（陽性波）
T波：上向き（陽性波）

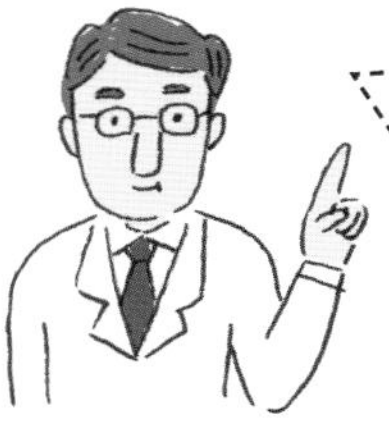

なお、若い人ややせた人では、心臓の向きからaV_L誘導が陰性波となります。また、小児〜青年期では、V_1誘導のT波は陰性波となります

2 狭心症（Angina Pectoris）の基本と心電図の見方

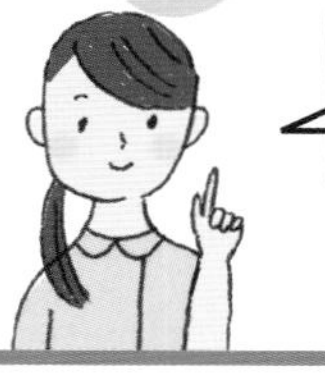

狭心症は、冠動脈が狭窄することによって起きる発作です。心電図では、「ST低下」として現れます。

狭心症って、何だろう？

狭心症《きょうしんしょう》は、心筋梗塞《しんきんこうそく》（→P.110）とともに虚血性心疾患《きょけつせいしんしっかん》に分類されるものです。

心筋《しんきん》に血液を供給している冠動脈《かんどうみゃく》は、心臓の表面を包むように張りめぐらされています。**この冠動脈に狭窄《きょうさく》（血管が狭くなること）が起こり、心筋に供給できる血液量が少なくなってしまうことがあります。**冠動脈が狭くなることで、心筋に十分な量の血液を供給することができなくなってしまうのです。これを**虚血状態**といいます。このように**動脈に狭窄があるため、心筋に送られる血液が不足する疾患が狭心症**です。

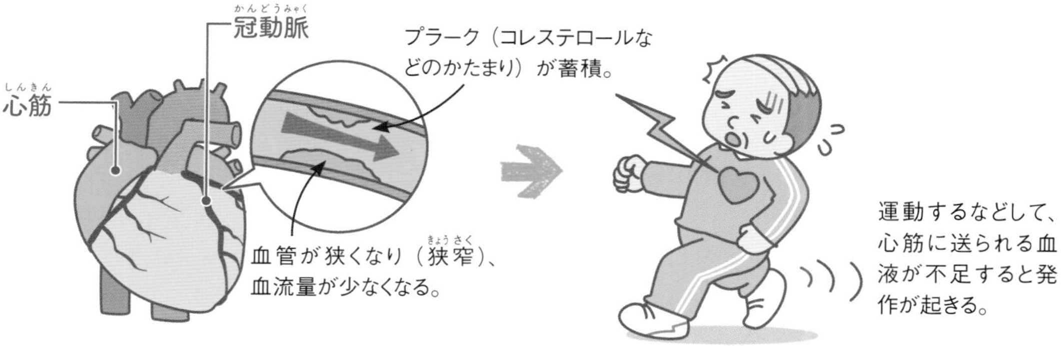

狭心症は、次のように分類されます。

- 労作性狭心症《ろうさせいきょうしんしょう》………安静時は問題がないが、身体を動かしたときに発作が起きるもの。
- 安静時狭心症《あんせいじきょうしんしょう》………身体を動かさず、安静にしているときでも発作が起きるもの。
- 安定狭心症《あんていきょうしんしょう》…………発生する状況や持続時間が一定しているもの。
- 不安定狭心症《ふあんていきょうしんしょう》………発生する頻度が多くなったり、持続時間が長くなったりするもの。

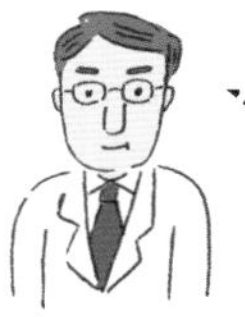

冠動脈のけいれんによって狭窄が起きる「冠攣縮性狭心症《かんれんしゅくせいきょうしんしょう》」もあります。これは冠動脈の狭窄とは関係なく起こります

狭心症の症状を知ろう

狭心症の発作が起こると、胸痛《きょうつう》などの自覚症状が現れます。

労作性狭心症の場合、安静にすることで発作は2～3分ほどで治まり、症状が消えます。 安静にすることで心筋が必要とする血液量が少なくなるため、冠動脈が十分な量の血液を送れるようになるからです。狭心症の発作は、**ニトログリセリンの投与**でも治まります。ニトログリセリンには舌下錠《ぜっかじょう》やスプレー剤があります。

心電図の特徴　発作時にST低下が出現！

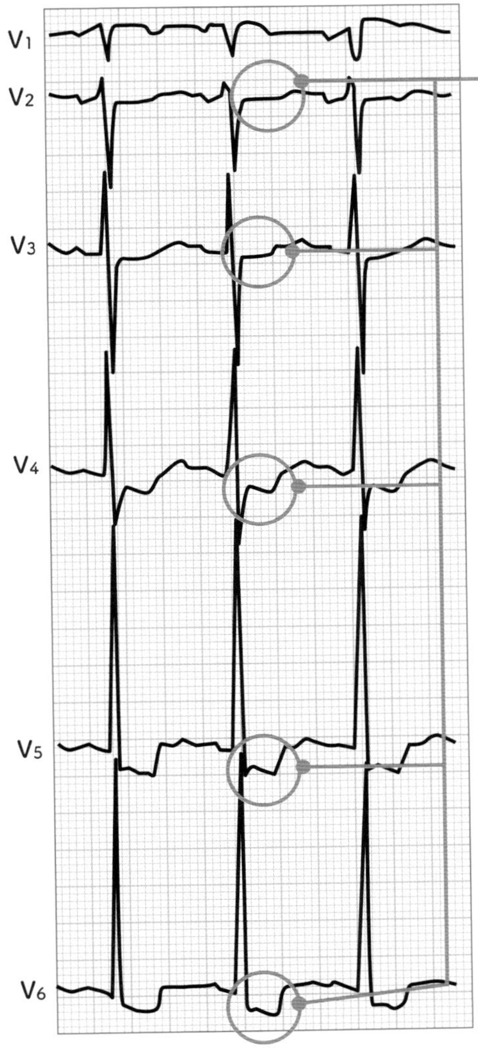

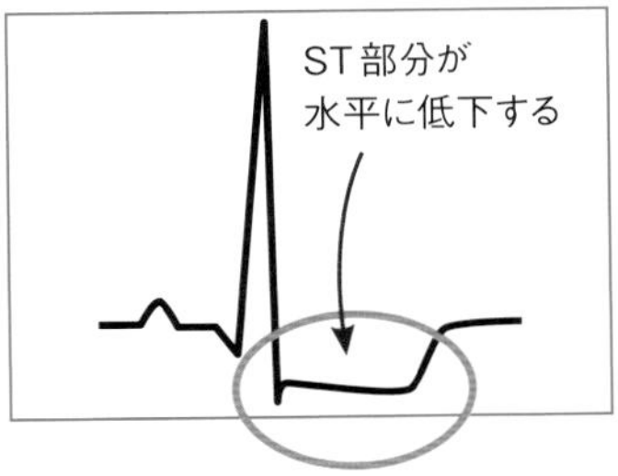

狭心症でよく見られるST低下は**水平型**です。Q波が大きくなったり（異常Q波）、T波が下向きになったりすること（陰転化《いんてんか》）はありません。

ST低下が現れていても、それから虚血の起きている領域を診断することはできません

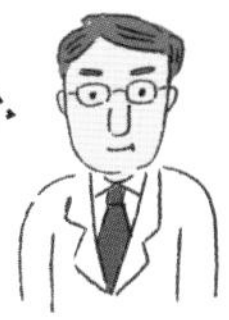

心電図にST低下など、狭心症が疑われる所見があった場合には

①胸痛などの自覚症状の有無を確認する

②すぐにドクターコールをする

といった対応が必要になります。

3 心筋梗塞（Myocardial Infarction）の基本と心電図の見方

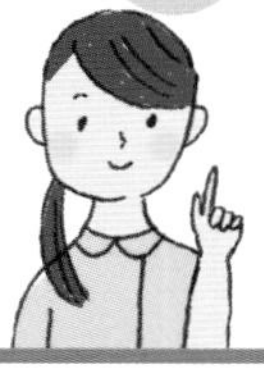

心筋梗塞は冠動脈が完全に詰まってしまい、心筋が壊死する病気です。心電図に現れる波形は、時間とともに変化していきます。

心筋梗塞って、何だろう？

心筋梗塞《しんきんこうそく》は、狭心症《きょうしんしょう》と同じく虚血性心疾患《きょけつせいしんしっかん》に含まれるものです。

狭心症とのちがいは、**動脈硬化《どうみゃくこうか》が進行してできる血栓《けっせん》などで、冠動脈《かんどうみゃく》が完全に詰まってしまう点**です。冠動脈が完全に詰まってしまうと、その血管が血液を送っていた領域の心筋《しんきん》に虚血（血液不足）が起こり、**心筋が壊死《えし》してしまいます**。

なお、冠動脈が長い期間をかけてゆっくりとふさがっていった場合には、側副血行路《そくふくけっこうろ》というわき道からわずかながら血液が送られるので、心筋が壊死することはありません。

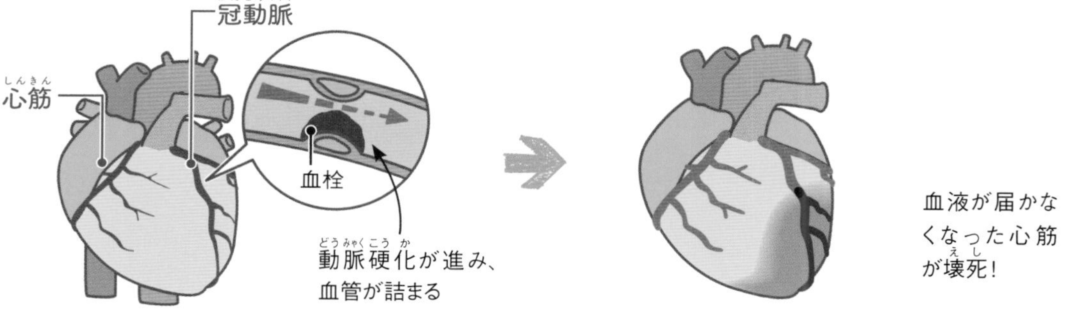

心筋梗塞は発症からの時間によって、次のように分類されます。

- 急性心筋梗塞《きゅうせいしんきんこうそく》………発症〜２〜３日以内
- 亜急性心筋梗塞《あきゅうせいしんきんこうそく》……2、３日以降〜１ヵ月
- 陳旧性心筋梗塞《ちんきゅうせいしんきんこうそく》……１ヵ月以降

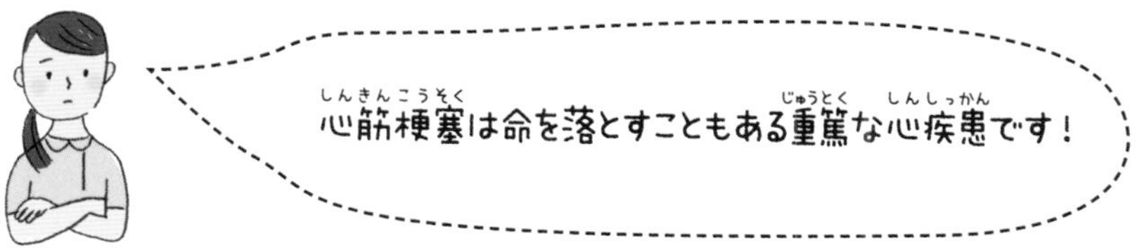

心筋梗塞の症状を知ろう

心筋梗塞の発作が起こると、胸痛《きょうつう》や胸苦しさといった症状が現れることが多いほか、左肩や下あごが痛むこともあります。冠動脈が完全に詰まった状態なので、**ニトログリセリンを投与しても発作が治まることはありません。**

心電図の特徴　発作後1～2時間でST上昇が出現！

心筋梗塞の状態は時間の経過とともに変化し、心電図には次のような波形が現れます。したがって、**心電図を見ることによって、発症後どのくらいの時間が経過しているかを推察すること**ができます。

発症後30分～1時間

❶T波増高

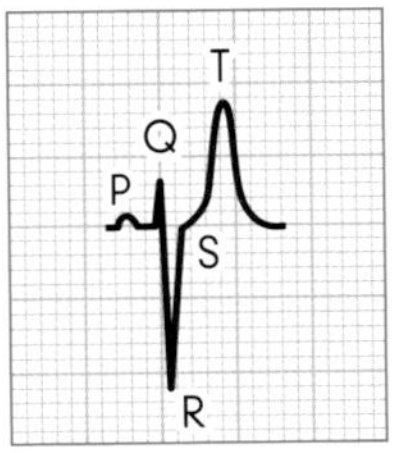

T波が高くなり、先鋭化やテント状になる。

発症後1～2時間で始まり、2～3時間で最大化

❷ST上昇

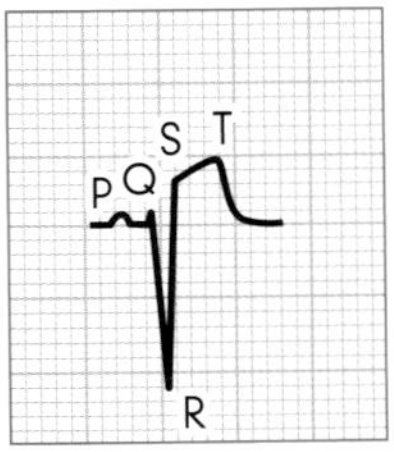

ST部分が上昇する。

3～4時間で出現

❸異常Q波の出現

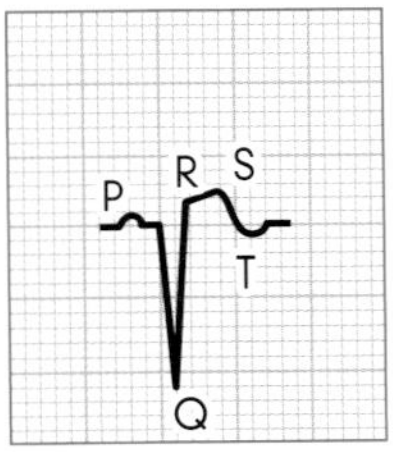

T波が下向きになり（陰転化）、異常に深いQ波が現れる。

発症後4～6時間で始まり、1～2日で最大化

❹冠性T波の出現

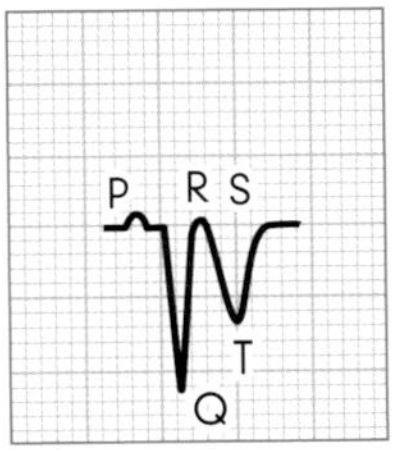

陰性T波が冠性T波（下向きで左右対称的な深い波形）となる。

発症から数ヵ月以降の慢性期

❺異常Q波の残存

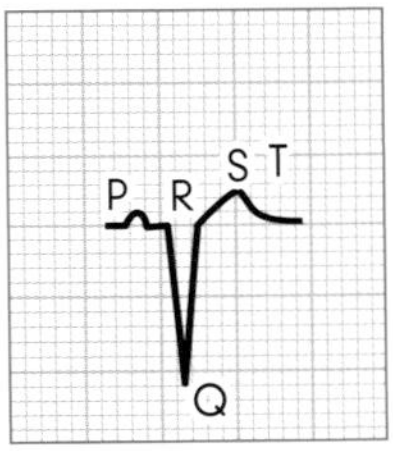

異常に深いQ波だけが残り、ほかの変化は改善する。

心筋梗塞による心電図では、下表のようにどの誘導にST上昇が現れているかを調べることで、心臓のどの部位で梗塞が起きているかを推察することができます。

	I	II	III	aV_R	aV_L	aV_F	V_1	V_2	V_3	V_4	V_5	V_6
前壁中隔							(○)	○	○	○	(○)	
前壁								(○)	○	○	(○)	
下壁		○	○			○						
側壁	○				○						○	○
後壁		(○)	(○)			(○)	○	(○)				
右室		(○)	(○)			(○)						

心電図に急性心筋梗塞が疑われる異常が現れていた場合には、

①胸痛などの自覚症状の有無を確認する

②血圧の変動や不整脈の有無をモニタリングする

③すぐにドクターコールをする

といった対処が求められます。急性心筋梗塞の発症早期には、心室頻拍《しんしつひんぱく》（→P.56）や心室《しんしつ》細動《さいどう》（→P.52）などの不整脈《ふせいみゃく》が発症しやすいので、十分な注意が必要です。

4 WPW症候群（Wolff-Parkinson-White Syndrome）の基本と心電図の見方

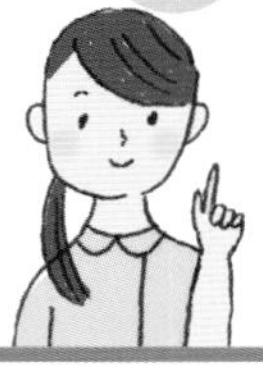

WPW症候群は、ケント束という副伝導路を先天的に持っている場合に発症するものです。とくにあぶない不整脈や心疾患を併発していない場合、治療の必要はありません。

WPW症候群って、何だろう？

正常な刺激伝導系以外に、ケント束《そく》と呼ばれる副伝導路《ふくでんどうろ》を先天的に持っているケースがあり、**両方の伝導路を通って電気刺激が伝わる疾患《しっかん》をWPW症候群**といいます。

WPW症候群の場合、洞結節《どうけっせつ》で発生した電気刺激が正常な刺激伝導系を通って心室《しんしつ》に至る一方、一部がケント束を通じて心室に至ります。そのため心室では、正常な刺激伝導系を通った電気刺激による興奮と、副伝導路を通った電気刺激による興奮が起こります。

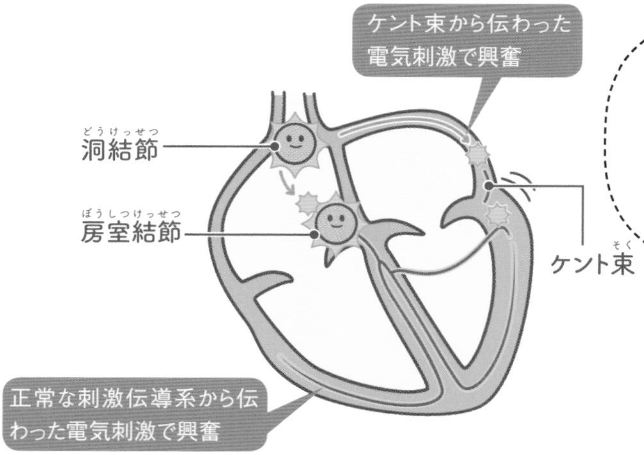

WPW症候群という疾患名は、発見者である3人の医師名（Louis Wolff、John Parkinson、Paul Dudley White）からとっています

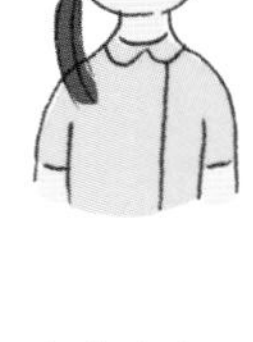

心筋梗塞の症状を知ろう

WPW症候群では、発作性上室頻拍《ほっさせいじょうしつひんぱく》（房室回帰性頻拍《ぼうしつかいきせいひんぱく》、→P.96）などの不整脈《ふせいみゃく》が併発することがあります。また、僧帽弁逸脱症《そうぼうべんいつだつしょう》や心筋症《しんきんしょう》などの心疾患《しんしっかん》が併発することもあります。

心電図でWPW症候群の波形が見られても、こうした合併症がなければ、とくに治療の必要はありません。発作性上室頻拍や心房細動《しんぼうさいどう》（→P.88）などの不整脈を合併する場合は、治療が必要です。この場合には、カテーテルアブレーション治療が効果的です。

心電図の特徴　QRS波にデルタ波が出現

洞結節で発生した電気刺激が、正常な刺激伝導系とケント束という2つの経路を通って心室に伝わり、それぞれが心筋を興奮させるため、QRS波に特徴的な波形が現れます。**多くの場合、ケント束（副伝導路）からの刺激がわずかに速く心室に届くため、QRS波にデルタ型（三角形）の波形が現れます。**

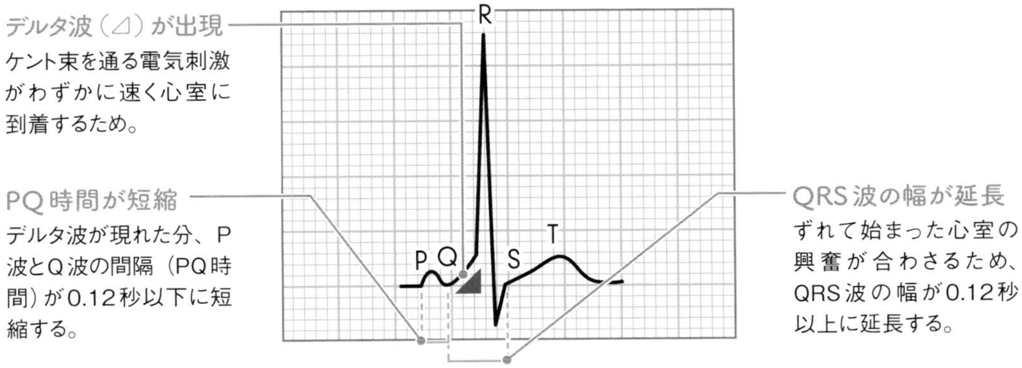

この特徴的な心電図がどのように現れているかによって、次の3つに分類されます。

- 顕性《けんせい》WPW症候群………デルタ波の特徴的な心電図が常に現れる。
- 間欠性《かんけつせい》WPW症候群……デルタ波の特徴的な心電図がときどき現れる。
- 潜在性《せんざいせい》WPW症候群……デルタ波の特徴的な心電図がまったく現れない。

また、ケント束が心臓のどこにあるかによって下のように**A型**、**B型**、**C型**に分けられ、それぞれに特徴的な心電図が現れます。

A型

ケント束が左側にある

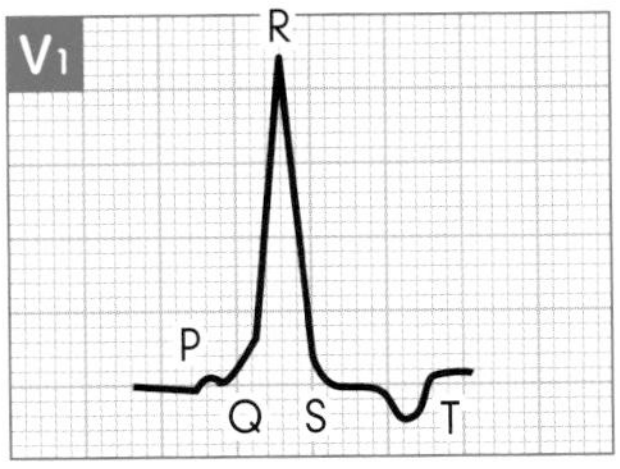

V1誘導でR波が高くなり、右脚ブロック様の変化が現れる。

B型

ケント束が右側にある

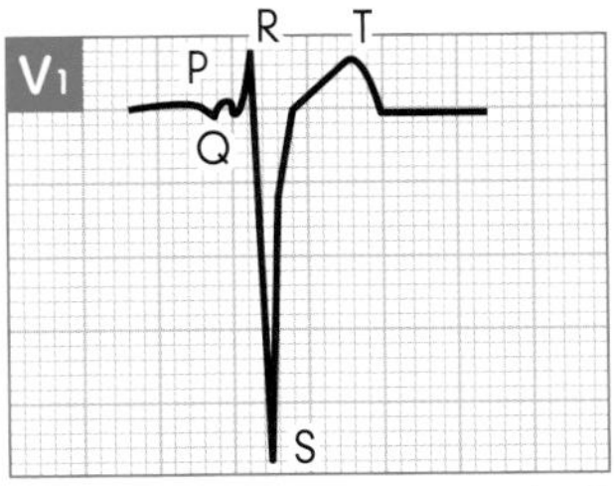

V1誘導でS波が深くなり、左脚ブロック様の変化が現れる。

C型

ケント束が心室中隔《しんしつちゅうかく》にある

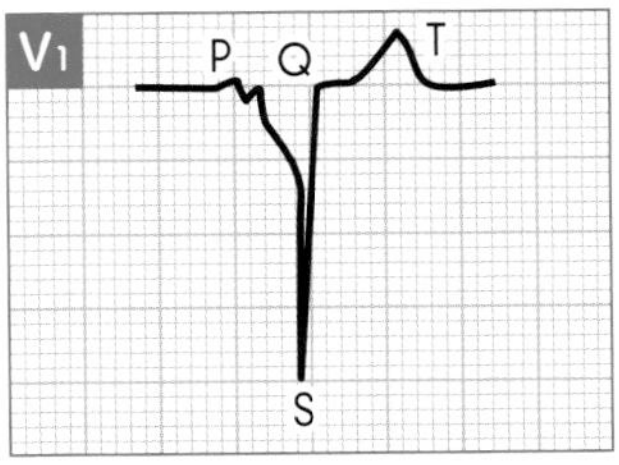

V1誘導でR波が脱落したQSパターンが現れる。

心電図にWPW症候群を疑わせる異常が現れていた場合には、
①発作性上室頻拍や心房細動などの症状の有無をチェックする
②合併する病気がなければ、とくに治療を必要としない（経過観察）
といった対処が求められます。

5 ブルガダ症候群（Brugada Syndrome）の基本と心電図の見方

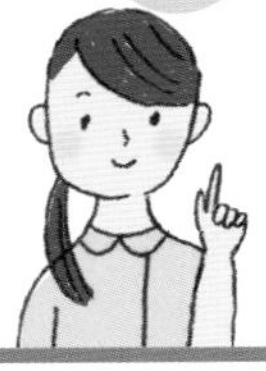

ブルガダ症候群は遺伝子異常が原因と考えられる心疾患で、心室細動を引き起こして突然死を招くこともあります。突然死の家族歴や失神の病歴などに注意しましょう。

ブルガダ症候群って、何だろう？

ブルガダ症候群は心室細動《しんしつさいどう》（→P.52）を引き起こして、突然死を招くこともある心疾患《しんしっかん》です。**家族に突然死した人がいるケースも多く、遺伝子異常が原因と考えられています。**

ブルガダ症候群の心電図は1000人に1人くらいの割合で認められますが、その中で実際に心室細動が起きるのは10%程度です。

突然死した家族がいる場合や、失神などの症状を経験している場合には、心室細動を発症する可能性が高いので、とくに注意が必要です。

心電図の特徴　特徴的なST上昇と陰性T波が出現

ブルガダ症候群では、**V_1誘導とV_2誘導に特徴的なST上昇と、それに続く陰性T波が現れます。**ブルガダ症候群で現れるこのような変化は、通常の電極位置よりも上の第3肋間で記録すると、より明らかになります。

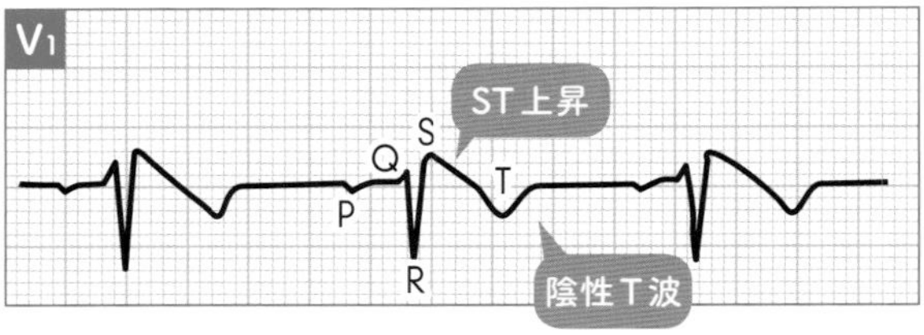

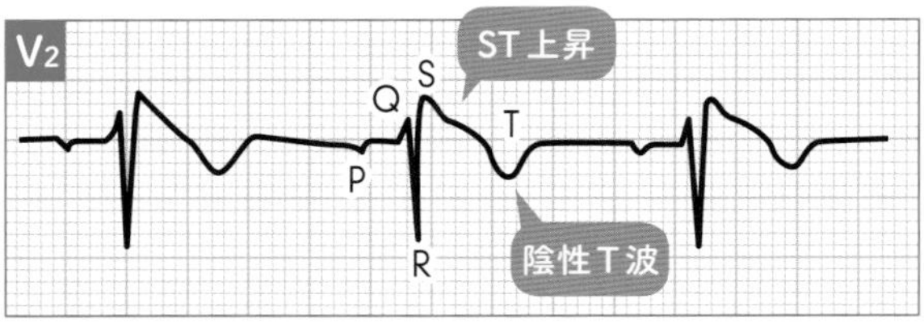

特徴的なST上昇と陰性T波って、どんなもの？

特徴的なST上昇は、**凸型（Ⅰ型）**と**凹型（Ⅱ・Ⅲ型）**に分けられます。また、凸型では下向きになる陰性T波が現れます。

ブルガダ症候群でかならず現れるのは、凸型のST上昇です。凹型だけ現れている場合には、ブルガダ症候群の心電図とはいえません。

●正常（V_1誘導・V_2誘導）

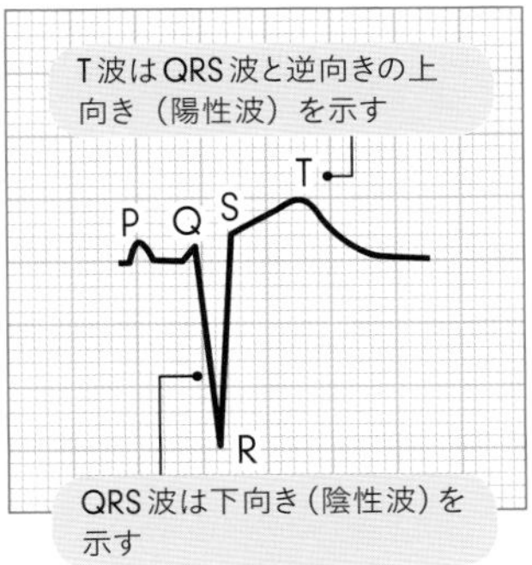

●凸型（Ⅰ型）

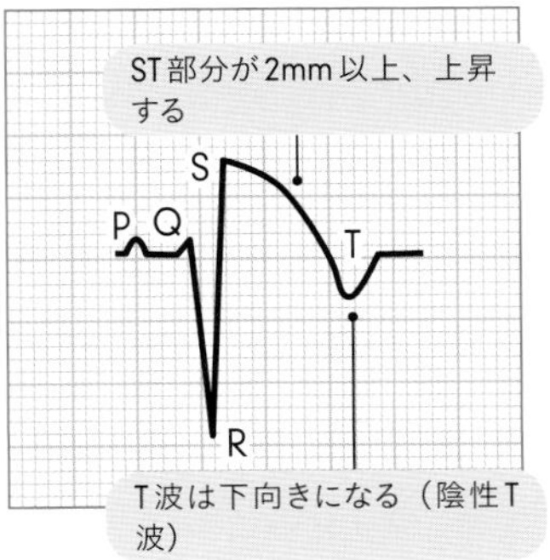

●凹型（Ⅱ型・Ⅲ型）

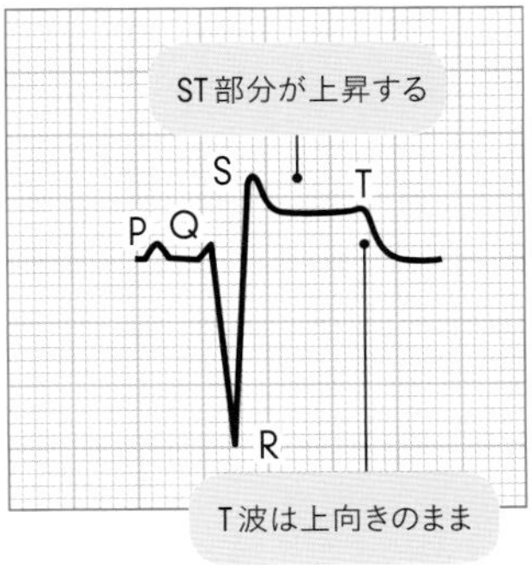

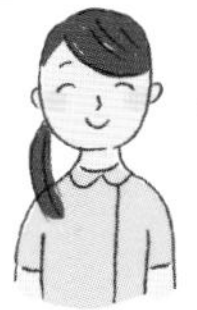

Ⅱ型とⅢ型のちがいはST上昇の度合。Ⅱ型はST上昇が明らか、Ⅲ型はわずか、です

ブルガダ症候群では、特徴的なST上昇と陰性T波に加え、右脚《うきゃく》ブロックのような変化も見られます。右脚ブロックとは、刺激伝導系のうち右脚に伝導障害をきたしたものです。右心室の興奮が左心室よりも遅れるため、特徴的な幅広いQRS波をつくります。ただし、ブルガダ症候群で実際の右脚ブロックをともなうことはあまりありません。

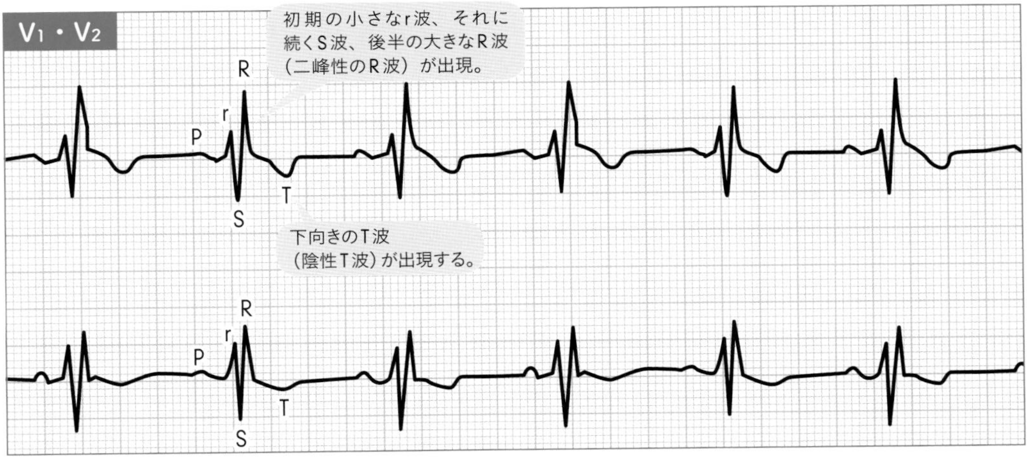

心電図にブルガダ症候群を疑わせる異常が現れていた場合には、

①失神などの症状の有無をチェックする

②突然死の家族歴の有無をチェックする

といった対処が必要です。

6 QT延長症候群の基本と心電図の見方

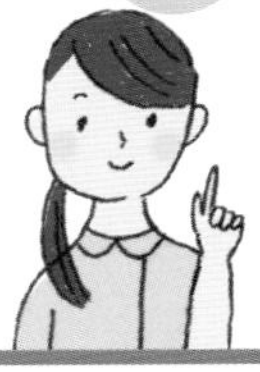

QT延長症候群とは、QT時間が基準値よりも長くなり、トルサー・ド・ポアンッを引き起こす心疾患です。先天性のものと、後天性のものがあります。

QT延長症候群って、何だろう？

QT時間とは、Q波の始まりからT波が終わるまでの間隔を指します。心室《しんしつ》が興奮を始めてから、興奮から回復するまでの時間のことです。**QT時間が長くなり、危険な不整《ふせい》脈《みゃく》であるトルサー・ド・ポアンッ（→P.60）を引き起こすのがQT延長症候群です。**

- 先天性QT延長症候群……遺伝が原因で起こるもの。ロマノ・ワード症候群やジャーベル・ランゲ・ニールセン症候群なども含まれる。
- 後天性QT延長症候群……遺伝以外の原因によって起こるもの。

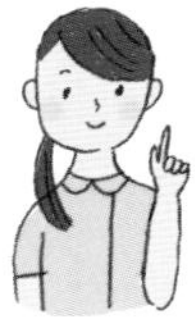

現在では、先天性QT延長症候群を引き起こす遺伝子型が明らかになっています

ロマノ・ワード症候群

- 13種類の遺伝子型があり、LQT1～LQT13と名づけられている。
- 多いのはLQT1、LQT2、LQT3で、全体の約9割を占める。

ジャーベル・ランゲ・ニールセン症候群

- JLN1、JLN2という遺伝子型がある。

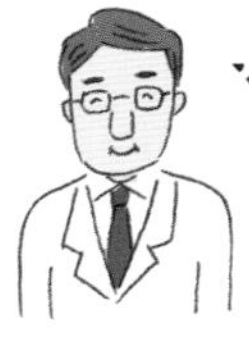

さまざまな遺伝子型が見つかっていますが、多いのはLQT1、LQT2、LQT3の3つで、先天性QT延長症候群の90％以上を占めています！

QT延長症候群の原因

先天性のうちLQT1、LQT2、LQT3には、それぞれトルサー・ド・ポアンッを引き起こす特徴的な要因があります。

- LQT1……運動、とくに水泳を行うことが誘因となる。
- LQT2……目覚まし時計のアラーム音、恐怖、おどろきなどの情動《じょうどう》ストレスによる急激な交《こう》感神経《かんしんけい》の緊張が誘因となる。
- LQT3……安静時や睡眠中など、交感神経がゆるんだ状態が誘因となる。

一方、後天性QT延長症候群の原因としては、**薬物（抗不整脈薬など）**、**電解質異常（低カリウム血症など）**、**徐脈《じょみゃく》**などがあげられます。

心電図の特徴　QT時間が延長する

QT延長症候群の心電図でポイントになるのは、QT時間の延長です。**下図のようにQT時間が基準値を超えている場合、QT延長症候群と診断されます。**

〈QT時間の基準値〉

男性：0.34～0.44秒

女性：0.36～0.46秒

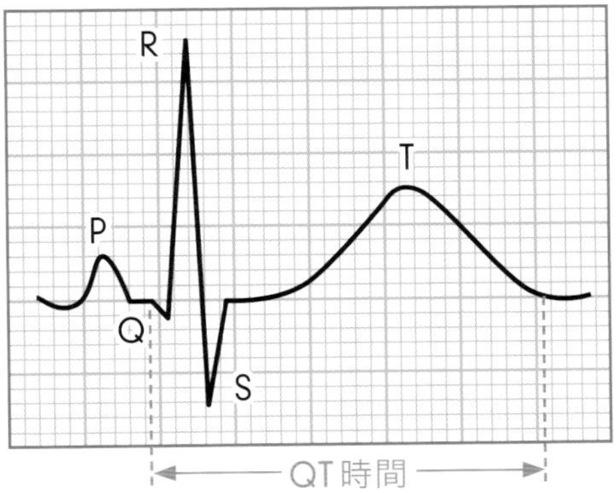

男性：0.44秒を超える場合

女性：0.46秒を超える場合

QT延長症候群と診断！

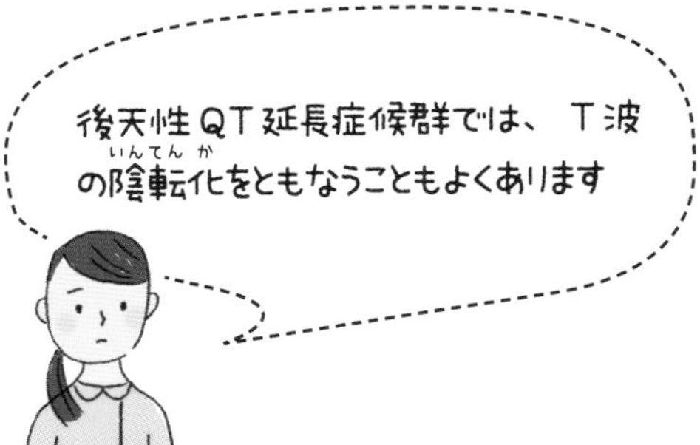

心電図にQT延長症候群を疑わせる異常が現れていた場合には、

①QT時間が延長する原因をくわしく調べる
②先天性の可能性が高い場合には、専門的な治療が必要になる
③後天性の可能性が高い場合には、原因を取りのぞく

といった対処が必要です。

心電図用語&さくいん

英数字

●1回拍出量《はくしゅつりょう》
心臓が1回拍動したときに送り出される血液の量。心臓のポンプ機能の指標となる。成人の安静時の1回拍出量《はくしゅつりょう》は60〜80mℓ。→P.14

●2段脈／3段脈
洞調律による興奮（正常波）と心室期外収縮が、1回おきに出現するものを2段脈という。正常波2回につき、心室期外収縮が1回出現するものを3段脈という。→P.82

●2連発／3連発
心室期外収縮が連続して出現するもの。連続する回数に応じて、「2連発」「3連発」と呼ぶ。→P.82

●12誘導心電図
両手足の4ヵ所と前胸部の6ヵ所に電極をつけ、12種類の波形を記録する心電図。標準的な検査とされている。→P.21,104

●AED
一般の人でも使うことができる除細動のための機器。自動体外式除細動器《じどうたいがいしきじょさいどうき》ともいう。患者の胸部にパッドを貼ると、自動で心電図を判断し、必要な場合にだけ通電する。→P.55

●CPR
心室細動など致死的な不整脈が起きた場合などに行う救命処置。心肺蘇生法《しんぱいそせいほう》ともいう。胸骨圧迫《きょうこつあっぱく》が中心で、人工呼吸を行うこともある。→P.55

●F波
心房粗動《しんぼうそどう》の心電図に現れるノコギリの歯のような形をした波形のこと。鋸歯状波《きょしじょうは》ともいう。「Flutter波」の略。→P.92

●f波
心房細動《しんぼうさいどう》で現れる心房の震えを示す細かく不規則な波形。「fibrillation波」の略。→P.88

●J波症候群（早期再分極症候群《そうきさいぶんきょくしょうこうぐん》）
心筋《しんきん》の興奮が通常より早く回復してしまう不整脈。特発性心室細動《しんしつさいどう》をきたすことがある。→P.54

●P波
心房《しんぼう》の興奮を表す波形。洞調律《どうちょうりつ》では、最初に現れる小さな山。→P.29,36

●P’波
心房期外収縮などにおいて、正常な洞調律よりも早いタイミングで現れる、心房の興奮を示す波形のこと。あるいは、発作性上室頻拍などで見られる陰性（下向き）のP波のこと。→P.78,98

●PQ時間
P波の始まりから、Q波の始まりまでの時間。洞結節《どうけっせつ》からヒス束《そく》までの伝導時間を表している。→P.29,40

●QRS波
心室《しんしつ》の興奮を表す波形。洞調律《どうちょうりつ》ではP波に続いて現れ、下向きの小さなQ波、とがっていて上向きの大きなR波、下向きの小さなS波から成る。→P.29,38

●QRS’波
心室期外収縮などにおいて、正常な洞調律よりも早いタイミングで現れる、心室の興奮を示す波形のこと。→P.80

●QT時間
Q波の始まりから、T波の終わりまでの時間。心室《しんしつ》が興奮し、それが回復するまでの時間を表している。→P.29,42

●R on T型
T波が下がりきらないうちに、心室期外収縮のQRS波が始まってしまう波形。心筋の興奮性が高まり、心室頻拍や心室細動に移行しやすくなる。→P.83

●RR間隔
R波とR波の間隔。心拍《しんぱく》の間隔に相当する。→P.30

●SpO_2
動脈血中のヘモグロビンのうち、酸素と結合しているヘモグロビンの割合。動脈血酸素飽和度《どうみゃくけつさんそほうわど》ともいう。指に装着するパルスオキシメーターで計測できる。→P.22

●ST部分
S波の終わりから、T波の始まりまでの間のやや平坦になる部分。心室《しんしつ》の興奮から、それが回復し始める

までの移行期に当たる。→P.29,44

●T波

心室《しんしつ》の興奮が回復する過程を表す波形。洞調律《どうちょうりつ》では、QRS波に続いて現れる。→P.29

●U波

T波と同じく、心室《しんしつ》の興奮が回復する過程を表す波形。洞調律《どうちょうりつ》ではT波に続いて現れるが、現れないことも多い。→P.29

ア行

●アース

モニター心電図の3つの電極の1つ。黄色。胸部の左上部、左の鎖骨下につける。混入する交流電流を除去したり、安全性を高めるためにもれ電流を大地に流したりする。→P.24

●アダムス・ストークス発作

脳への血流が不足することが原因となって起こる発作。めまいや失神などが現れる。→P.73

●異常自動能《いじょうじどうのう》

心筋《しんきん》の中には、洞結節《どうけっせつ》、房室結節《ぼうしつけっせつ》、プルキンエ線維など、自動能《じどうのう》を持つ部位がある。それ以外の本来は自動能を持たない部位が、自動能と同じ能力を持った場合、それを異常自動能という。→P.51

●異所性自動能《いしょせいじどうのう》

洞結節が正しくはたらかなくなったときなどに、ほかの部位の心筋《しんきん》が自動的に電気刺激を発して、心臓を拍動《はくどう》させる能力のこと。→P.19

●イベント心電図

患者が小型の心電計を携行し、動悸《どうき》などで異常を自覚したときに、自分で胸部に心電計を押し当てて心電図を記録する検査。→P.21

●陰性波《いんせいは》

心電図の波形のうち、基線から下に向かう波形のこと。→P.107

●右脚《うきゃく》

刺激伝導系の一部。房室結節《ぼうしつけっせつ》、ヒス束《そく》を経たあと、右脚《うきゃく》と左脚《さきゃく》に分かれ、右脚は右心室《うしんしつ》に、左脚は左《さ》心室《しんしつ》に電気刺激を伝える。→P.17

カ行

●回旋枝《かいせんし》

左冠動脈《ひだりかんどうみゃく》が2つに分かれたうちの1本で、心臓の左側を走る。→P.14,15

●カテーテル

医療用の細い管。腕や脚の付け根の血管から挿入したカテーテルを心臓まで送り込んで、さまざまな治療が行われる。→P.73

●カテーテルアブレーション治療

腕や脚の付け根からカテーテルを血管内に挿入し、それを心臓内に送り込んで、高周波で心筋を焼く治療。心房細動《しんぼうさいどう》やWPW症候群などに対して行われる。→P.112

●眼前暗黒感《がんぜんあんこくかん》

脳の血流が不足することで現れる症状。目の前が暗くなったように感じられる。→P.90

●感度

モニター心電図の画面に描き出される波形の高さ。「感度1」が通常。「感度2」は「感度1」の倍の高さ、「感度1/2」は「感度1」の半分の高さで波形が描き出される。→P.26

●冠動脈《かんどうみゃく》

心臓にはりめぐらされた血管。休まずに動き続ける心臓の筋肉に、酸素や栄養を含む血液を供給している。左右にⅠ本ずつあり、左冠動脈《ひだりかんどうみゃく》と右冠動脈《みぎかんどうみゃく》という。→P.14

●冠攣縮性狭心症《かんれんしゅくせいきょうしんしょう》

冠動脈のけいれんによって狭窄が起きる狭心症。→P.108

●期外収縮《きがいしゅうしゅく》

洞結節《どうけっせつ》から電気刺激が出る前に、ほかの部位から電気刺激が出て、興奮が起きてしまう不整脈。電気刺激の発生する部位により、心房期外収縮《しんぼうきがいしゅうしゅく》と心室期外《しんしつきがい》収縮《しゅうしゅく》がある。→P.19

●逆行性《ぎゃっこうせい》P波

電気刺激が心房《しんぼう》の下から上に逆行して流れるため、心電図で下向きとなったP波。→P.98

● **胸骨圧迫《きょうこつあっぱく》**

救急蘇生法の1つ。心停止した人の心臓付近を圧迫することで、心臓ほか全身の臓器への血液循環を促すもの。心臓マッサージとも呼ばれる。→ P.55

● **狭窄《きょうさく》**

狭くなること。冠動脈《かんどうみゃく》に狭窄《きょうさく》があると、虚血性心疾患《きょけつせいしんしっかん》（狭心症《きょうしんしょう》、心筋梗塞《しんきんこうそく》）を起こしやすい。→ P.108

● **胸痛《きょうつう》**

胸の痛み。虚血性心疾患《きょけつせいしんしっかん》（狭心症《きょうしんしょう》、心筋梗塞《しんきんこうそく》）で現れる代表的な症状。→ P.109

● **胸部誘導《きょうぶゆうどう》**

12誘導心電図検査において、前胸部につける6つの電極から得られる6種類の心電図（V_1・V_2・V_3・V_4・V_5・V_6）のこと。→ P.21,104,106

● **虚血状態《きょけつじょうたい》**

血流が不足し、組織が必要としている酸素や栄養が十分に供給されていない状態。→ P.108

● **虚血性心疾患《きょけつせいしんしっかん》**

冠動脈《かんどうみゃく》に狭窄《きょうさく》あるいは閉塞《へいそく》が起こることで、心筋に十分な酸素や栄養が供給されなくなり、心臓の動きが障害される病気。狭心症《きょうしんしょう》や心筋梗塞《しんきんこうそく》のこと。→ P.108,110

● **鋸歯状波《きょしじょうは》**

→「F波」の項を参照。

● **経皮《けいひ》ペーシング**

緊急のペーシング方法の1つで、皮ふに電極を貼って通電するもの。→ P.73

● **経静脈的一時《けいじょうみゃくてきいちじ》ペースメーカー**

緊急のペーシング方法の1つで、カテーテルを心臓まで入れて、体外のペースメーカーにつなぐもの。→ P.73

● **撃発活動《げきはつかつどう》**

異常自動能《いじょうじどうのう》と同じく、本来は自動能を持たない部位が起こした活動。この興奮は持続しないのが特徴。→ P.51

● **血栓《けっせん》**

血液が凝固《ぎょうこ》してできたかたまり。血栓《けっせん》が冠動脈《かんどうみゃく》をふさぐと、心筋梗塞《しんきんこうそく》を起こす。心房細動《しんぼうさいどう》によってできた血栓が脳血管に詰まると、脳塞栓症《のうそくせんしょう》となる。→ P.89,110

● **ケント束《そく》**

WPW症候群を起こす副伝導路《ふくでんどうろ》で、左心房《さしんぼう》と左心室《さしんしつ》の間にある。発作性上室頻拍《ほっさせいじょうしつひんぱく》の一部は、ケント束《そく》を通るリエントリーが原因となる。→ P.97,112

● **呼吸困難**

心臓のポンプ機能が低下し、肺循環《はいじゅんかん》に回った血液が肺にたまってしまうことで起こる。→ P.70

● **骨格筋《こっかくきん》**

骨格《こっかく》に付着していて、身体を支えたり動かしたりするのに使われる筋肉。横紋筋《おうもんきん》という種類の筋肉で、速く力強い収縮《しゅうしゅく》が可能。→ P.16

サ行

● **細動《さいどう》**

心筋《しんきん》がけいれんするように細かく震える動き。心電図は細かく上下するだけの波形となる。→ P.88

● **左脚《さきゃく》**

→「右脚」の項を参照。

● **三尖弁《さんせんべん》**

右心房《うしんぼう》と右心室《うしんしつ》の間にある弁。右心室が収縮《しゅうしゅく》するときに、血液が右心房に逆流するのを防ぐはたらきをする。→ P.14

● **刺激伝導系**

洞結節《どうけっせつ》で発生した電気刺激が、「心房《しんぼう》ー房室結節《ぼうしつけっせつ》ーヒス束《そく》ー左脚《さきゃく》・右脚《うきゃく》―プルキンエ線維《せんい》ー心室《しんしつ》」と伝わり、心臓を拍動《はくどう》させるしくみのこと。→ P.17

● **自動体外式除細動器《じどうたいがいしきじょさいどうき》**

→「AED」の項を参照。

● **自動能《じどうのう》**

外部からの刺激がなくても、みずから興奮を起こして収縮《しゅうしゅく》を繰り返すことができる能力。心筋《しんきん》だけが持っている能力で、ほかの筋肉にはない。→ P.16

● **ジャーベル・ランゲ・ニールセン症候群**

先天性QT延長症候群を引き起こす遺伝子型のうち、JLN1、JLN2という遺伝子型のこと。→ P.116

● **上室性不整脈《じょうしつせいふせいみゃく》**

頻脈性不整脈《ひんみゃくせいふせいみゃく》の中で、心房《しんぼう》と房室結節《ぼうしつけっせつ》で発生した電気刺激によって拍動《はくどう》が起きている不整脈。上室性とは、心房性と房室結節性を合わせた呼び方。→ P.49

● **小循環《しょうじゅんかん》**

「右心室《うしんしつ》－肺動脈《はいどうみゃく》－肺《はい》－肺静脈《はいじょうみゃく》－左心房《さしんぼう》」という、肺を中心とした血液循環のこと。→ P.15

● **四肢誘導《ししゆうどう》**

12誘導心電図検査において、手足につける4つの電極から得られる6種類の心電図（Ⅰ・Ⅱ・Ⅲ・aV_R・aV_L・aV_F）のこと。→ P.21,104,105

● **徐脈《じょみゃく》**

心拍数が50／分以下になっている場合。→ P.49,50

● **心筋《しんきん》**

心臓を構成する筋肉。骨格筋《こっかくきん》のように速く力強い収縮《しゅうしゅく》が可能だが、内臓筋と同じく不随意筋《ふずいいきん》である。→ P.16

● **心筋炎《しんきんえん》**

主に細菌やウイルスの感染により、心筋《しんきん》に炎症が起きる病気。心筋の障害により、不整脈《ふせいみゃく》が起きることがある。→ P.73

● **心室《しんしつ》**

心臓にある4つの部屋のうち、下方に位置する部屋。肺に血液を送り出す右心室《うしんしつ》と、全身へ血液を送り出す左心室《さしんしつ》がある。→ P.13,15

● **心室性不整脈《しんしつせいふせいみゃく》**

頻脈性不整脈《ひんみゃくせいふせいみゃく》の中で、心室《しんしつ》で発生した電気刺激によって拍動《はくどう》が起きている不整脈。→ P.49

● **心周期《しんしゅうき》**

心臓の1回の拍動《はくどう》のこと。「心房《しんぼう》が興奮する」「心室が興奮する」「心室が興奮から回復する」という流れになる。→ P.36

● **心静止《しんせいし》**

心臓を興奮させるための電気刺激が出ていない状態。心電図には何の波形も現れず、拍動《はくどう》も起こらない。→ P.62

● **心停止《しんていし》**

心臓の拍動《はくどう》が起こらず、脈拍《みゃくはく》が失われた状態。心室《しんしつ》細動《さいどう》や心室頻拍《しんしつひんぱく》で心電図に波形が現れていても、脈が触れなければ心停止となる。→ P.63

● **心電図《しんでんず》**

心臓を流れる電気刺激を身体の表面からキャッチして、それを波形として記録したもの。病気の診断や心臓の状態を把握するのに役立つ。→ P.20

● **心肺蘇生法《しんぱいそせいほう》**

→ 「CPR」の項を参照。

● **心拍出量《しんはくしゅつりょう》**

心臓から1分間に送り出される血液の量。1回拍出量《はくしゅつりょう》が60～80mℓで、心拍数《しんぱくすう》が60～80回の場合、心拍《しんはく》出量《しゅつりょう》は約5ℓとなる。→ P.14

● **心拍数《しんぱくすう》**

1分間に心臓が拍動《はくどう》する回数。50～100／分が正常範囲。→ P.48

● **心不全《しんふぜん》**

心臓のポンプ機能が低下する病気。→ P.70

● **心房《しんぼう》**

心臓にある4つの部屋のうち、上方に位置する部屋。全身を循環した血液がもどってくる右心房《うしんぼう》と、肺からの血液がもどってくる左心房《さしんぼう》がある。→ P.13,15

● **心膜《しんまく》**

心臓を取りまく結合組織から成る丈夫な膜。心臓をすっぽりと包み、ほかの臓器から隔《へだ》てている。→ P.12

● **心膜液《しんまくえき》**

心臓と心膜《しんまく》の間を満たしている液体。心臓が拍動するときに、潤滑剤の役割を果たしている。→ P.12

● **随意筋《ずいいきん》**

骨格筋《こっかくきん》など、自分の意思によって動かすことができる筋肉。→ P.16

● **整**

RR間隔が一定の間隔で出現している調律のこと。→ P.30

● **前下行枝《ぜんかこうし》**

左冠動脈《ひだりかんどうみゃく》が2つに分かれたうちの1本で、心臓の前

側を走る。→ P.14,15

●双極誘導《そうきょくゆうどう》

2つの電極間の電位差を求めることで得られる心電図。12誘導心電図のⅠ誘導、Ⅱ誘導、Ⅲ誘導が双《そう》極誘導《きょくゆうどう》。→ P.105

●僧帽弁《そうぼうべん》

左心房《さしんぼう》と左心室《さしんしつ》の間にある弁。左心室が収縮《しゅうしゅく》するときに、血液が左心房に逆流するのを防ぐはたらきをする。→ P.14

●僧帽弁逸脱症《そうぼうべんいつだつしょう》

僧帽弁《そうぼうべん》に異常が生じる病気。左心室《さしんしつ》が収縮《しゅうしゅく》するときに、僧帽弁が左心房《さしんぼう》側に落ち込んでしまう。→ P.112

●塞栓症《そくせんしょう》

心臓などでできた血栓が、血流によって運ばれていき、血管を詰まらせる病気。脳血管に詰まると、脳《のう》塞栓症《そくせんしょう》を起こす。→ P.89

●側副血行路《そくふくけっこうろ》

本来の通り道である血管が狭くなることにより、血流を確保するために発達した脇道に当たる血管。→ P.110

●粗動《そどう》

心筋《しんきん》が細かく収縮《しゅうしゅく》を繰り返す動きで、周期は通常300／分前後。心電図はノコギリの歯のような波形となる。→ P.92

タ行

●体循環《たいじゅんかん》（大循環《だいじゅんかん》）

「左心室《さしんしつ》－大動脈《だいどうみゃく》－全身－大静脈《だいじょうみゃく》―右心房《うしんぼう》」という、全身の臓器や組織を中心とした血液循環のこと。→ P.15

●大静脈《だいじょうみゃく》

全身に張りめぐらされた静脈《じょうみゃく》が合流していき、最終的に1本にまとまった太い静脈。右心房《うしんぼう》につながっている。→ P.14

●大動脈《だいどうみゃく》

左心室《さしんしつ》から送り出された血液が流れる太い動脈《どうみゃく》。そこから枝分かれした動脈が、全身に血液を送り届ける。→ P.14

●大動脈弁《だいどうみゃくべん》

左心室《さしんしつ》と大動脈《だいどうみゃく》の間にある弁。左心室から大動脈に送り出された血液が、左心室に逆流するのを防ぐはたらきをする。→ P.14

●多源性《たげんせい》

心房期外収縮《しんぼうきがいしゅうしゅく》を起こす電気刺激が、心房の複数箇所から出ているもの。→ P.79

●単極誘導《たんきょくゆうどう》

手足につけた3極の中心点である不関電極《ふかんでんきょく》との電位差を求めることで得られる心電図。12誘導心電図のaVR誘導、aVL誘導、aVF誘導と、胸部誘導《きょうぶゆうどう》のすべてが単極誘導《たんきょくゆうどう》。→ P.105,106

●単源性《たんげんせい》

心房期外収縮《しんぼうきがいしゅうしゅく》を起こす電気刺激が、心房のある1ヵ所だけから出ているもの。→ P.79

●遅伝導路《ちでんどうろ》

房室結節《ぼうしつけっせつ》リエントリー性頻拍《せいひんぱく》の原因となる異常房室《いじょうぼうしつ》結節《けっせつ》。本来の房室結節との間でリエントリーを形成する。→ P.97

●調律《ちょうりつ》

心拍《しんぱく》のリズム。R波が一定の間隔で出ていれば調律は「整」、一定でなければ「不整」と判定する。→ P.30

●電解質異常《でんかいしついじょう》

血液中のミネラル分の異常。→ P.117

●電気的除細動器《でんきてきじょさいどうき》

体表面から強い電気刺激を心臓に与え、心臓の異常な興奮をリセットさせる治療器具。心室細動《しんしつさいどう》や心《しん》室頻拍《しつひんぱく》などの治療に用いる。→ P.55

●洞結節《どうけっせつ》

心臓を拍動《はくどう》させるために、規則正しく電気刺激を発生させる組織。ペースメーカーの役割を果たしている。右心房《うしんぼう》の上方にある。→ P.17

●洞調律《どうちょうりつ》

洞結節《どうけっせつ》で発生した電気刺激が、刺激伝導系によって伝えられ、心臓が収縮《しゅうしゅく》と拡張を繰り返すリズムのこと。正常洞調律ともいう→ P.48

洞停止《どうていし》

洞結節のはたらきが停止した状態。洞結節から電気刺激が出ないために、心房でも心室でも興奮が起こらなくなる。→P.86

洞房《どうぼう》ブロック

洞結節は正しく機能しているが、電気刺激がブロックされて心房に伝わらなくなった状態。心房や心室の興奮が起こらなくなる。→P.86

動脈血酸素飽和度《どうみゃくけつさんそほうわど》

→「SpO_2」の項を参照。

動脈硬化《どうみゃくこうか》

動脈《どうみゃく》が硬く、もろくなっていく現象。加齢や高血圧、糖尿病、脂質異常症《ししついじょうしょう》などが原因となる。→P.110

トリガード・アクティビティ

→「撃発活動《げきはつかつどう》」の項を参照。

ナ行

内臓筋《ないぞうきん》

内臓を構成している筋肉の総称。自律神経によって支配されており、意思によって自由に動かすことはできない。→P.16

二相波《にそうは》

上向きの陽性波《ようせいは》と下向きの陰性波《いんせいは》が混在している波形。12誘導心電図のV_1誘導で、二相性P波が見られる。→P.107

ニトログリセリン

狭心症《きょうしんしょう》の発作を止めるのに使われる薬剤。→P.109

ハ行

肺循環《はいじゅんかん》

→「小循環《しょうじゅんかん》」の項を参照。

肺静脈《はいじょうみゃく》

肺に張りめぐらされた静脈《じょうみゃく》が合流していき、最終的に1本にまとまった太い静脈。左心房《さしんぼう》につながっている。→P.14

バイタルサイン

生命徴候《せいめいちょうこう》のことで、通常は心拍数《しんぱくすう》、呼吸数、血圧、体温を指す。→P.22

肺動脈《はいどうみゃく》

右心室《うしんしつ》から送り出された血液が流れる太い動脈《どうみゃく》。途中で2つに分かれ、左右の肺に向かう。→P.14

肺動脈弁《はいどうみゃくべん》

右心室《うしんしつ》と肺動脈《はいどうみゃく》の間にある弁。右心室から肺動脈へと送り出された血液が、右心室に逆流するのを防ぐはたらきをする。→P.14

ヒス束《そく》

刺激伝導系の一部。房室結節《ぼうしつけっせつ》の下にあり、電気刺激の中継点の役割を果たす。→P.17

肥大型心筋症《ひだいがたしんきんしょう》

心筋《しんきん》の異常により、心室《しんしつ》が肥大してくる病気。左心《さしん》室《しつ》の心筋が異常に肥大し、左心室の拡張障害を招くことが多い。→P.54

頻脈《ひんみゃく》

心拍数《しんぱくすう》が100／分以上となっている場合。→P.49

不関電極《ふかんでんきょく》

電気的に電位が安定した部位に設定した電極。手足の3極の中心点は、電位がゼロになるとされているため、不関電極《ふかんでんきょく》として使われる。→P.105

副伝導路《ふくでんどうろ》

通常の刺激伝導系以外に、電気刺激が伝わっていく経路。→P.97,112

浮腫《ふしゅ》

むくみのこと。心臓のポンプ機能が低下し、体循環《たいじゅんかん》に回った血液が静脈《じょうみゃく》にたまってしまうことで起こる。→P.70

不随意筋《ふずいいきん》

内臓筋《ないぞうきん》や心筋《しんきん》のように、自分の意思では動かすことができない筋肉。自律神経《じりつしんけい》によって、活動が支配されている。→P.16

不整

RR間隔がバラバラの状態の調律のこと。→P.30

不整脈《ふせいみゃく》

心拍《しんぱく》のリズムが洞調律《どうちょうりつ》以外の調律になっているもの。刺激伝導系のどこかに異常が生じていることを意味する。→P.48

●プラーク
動脈《どうみゃく》の内側の膜の下にコレステロールなどがたまってできるふくらみ。これが破れると、そこに血栓ができ、血管が詰まることがある。→P.108

●プラス極
モニター心電図の3つの電極の1つ。緑色。胸部の左下部、左の季肋部あたりにつける。→P.24

●プルキンエ線維《せんい》
刺激伝導系の一部。右脚《うきゃく》と左脚《さきゃく》に分かれて伝わってきた電気刺激は、最終的にプルキンエ線維《せんい》を通って心筋《しんきん》に伝わる。→P.17

●ペーシング
ペースメーカーなどにより、心臓の拍動《はくどう》のリズムを整えること。→P.73

●ペースメーカー
体内に植え込む医療機器で、徐脈性不整脈の治療に使われる。徐脈を感知して心臓に電気刺激を送り、拍動のリズムを整える。→P.73

●房室結節《ぼうしつけっせつ》
刺激伝導系の一部で、心房《しんぼう》と心室《しんしつ》をつなぐ部分にある。ここで障害が起こると、洞結節から出た電気刺激が心室まで伝わらなくなる。→P.17

●房室結節二重伝導路《ぼうしつけっせつにじゅうでんどうろ》
本来の房室結節《ぼうしつけっせつ》と異常房室結節《いじょうぼうしつけっせつ》から成る伝導路のこと。房室結節《ぼうしつけっせつ》リエントリー性頻拍《せいひんぱく》の原因となる。→P.97

●房室接合部《ぼうしつせつごうぶ》
房室結節《ぼうしつけっせつ》とヒス束《そく》を合わせた呼び方。心房《しんぼう》を興奮させた電気刺激を、心室《しんしつ》にタイミングよく伝える中継地点の役割をしている。→P.19

●補充収縮《ほじゅうしゅうしゅく》
洞結節《どうけっせつ》からの電気刺激が発生しなかったり、伝わらなかったりした場合に、房室接合部《ぼうしつせつごうぶ》や心室《しんしつ》から電気刺激が発生して起こる収縮のこと。→P.19

●補充調律《ほじゅうちょうりつ》
補充収縮《ほじゅうしゅうしゅく》が繰り返し起きている場合の調律《ちょうりつ》を指す。洞調律《どうちょうりつ》が50～100／分であるのに対し、補充調律《ほじゅうちょうりつ》は50／分以下とゆっくりしているのが特徴。→P.75,76

●補正《ほせい》QT時間《じかん》
QT時間は心拍数《しんぱくすう》の影響を受け、心拍数が少ないほど長くなる。そこで、心拍数で補正して評価することがある。「QT c時間」と表記する。→P.43

●ホルター心電図
小型の記録器を身につけて、日常生活を送りながら、24時間の心電図を連続して記録する検査。→P.21

マ・ヤ・ラ行

●マイナス極
モニター心電図の3つの電極の1つ。赤色。胸部の右上部、右の鎖骨下につける。→P.24

●迷走神経刺激法《めいそうしんけいしげきほう》
迷走神経は自律神経《じりつしんけい》の1つで、副交感神経《ふくこうかんしんけい》のこと。迷走神経を刺激することで、発作性上室頻拍《ほっさせいじょうしつひんぱく》の発作を抑えられることがある。→P.99

●モニター心電図
前胸部の3ヵ所に電極をつけ、1種類の心電図をモニター画面に表示する。心臓の状態を長時間にわたって、継続的に把握するのに使われる。→P.20

●ラウン分類
心室期外収縮《しんしつきがいしゅうしゅく》の危険度を、期外収縮の現れ方や数から評価する方法。→P.83

●リエントリー
電気刺激による異常な興奮が、心筋《しんきん》のある部分でグルグルと旋回《せんかい》すること。繰り返し旋回するため、1回の刺激で何回も興奮を繰り返すことになり、頻脈性《ひんみゃくせい》不整脈《ふせいみゃく》を引き起こす。→P.51,97

●ロマノ・ワード症候群
先天性QT延長症候群を引き起こす遺伝子型のうち、LQT1～LQT13と名づけられた13種類の遺伝子型のこと。LQT1、LQT2、LQT3で先天性QT延長症候群の約9割を占める。→P.116

知っておきたい！
不整脈・疾患の略語＆英語

1st-degree AV block（1st-degree Atrioventricular block）

1st-degree は「第1度」、Atrioventricular は「房室《ぼうしつ》」の意。

第1度房室ブロック：房室ブロックは、房室結節《ぼうしつけっせつ》やヒス束《そく》に障害があることで、洞結節《どうけっせつ》で発生した電気刺激が心室《しんしつ》まで正常に伝わらない状態。第1度、第2度、第3度の3タイプがある。第1度は、心房《しんぼう》から心室への伝導速度が遅くなる。→ P.66

2nd-degree AV block（2nd-degree Atrioventricular block）

2nd -degree は「第2度」、Atrioventricular は「房室《ぼうしつ》」の意。

第2度房室ブロック：房室ブロックは、房室結節やヒス束に障害があることで、洞結節で発生した電気刺激が心室まで正常に伝わらない状態。第2度は電気刺激が伝わったり、伝わらなかったりする。ウェンケバッハ型、モビッツⅡ型、2：1型、高度の4タイプがある。→ P.68

3rd-degree AV block（3rd-degree Atrioventricular block）

3rd -degree は「第3度」、Atrioventricular は「房室《ぼうしつ》」の意。

第3度房室ブロック：房室ブロックは、房室結節やヒス束に障害があることで、洞結節で発生した電気刺激が心室まで正常に伝わらない状態。第3度は電気刺激が伝わらなくなる。→ P.74

AF（Atrial Fibrillation）

Atrial は「心房《しんぼう》」、Fibrillation は「細動《さいどう》」の意。

心房細動：心室がけいれんした状態になる不整脈。正常なP波が失われ、QRS波がバラバラな間隔で出現する。心拍数により、頻脈性心房細動と徐脈性心房細動がある。→ P.88

AFL（Atrial Flutter）

Atrial は「心房《しんぼう》」、Flutter は「粗動《そどう》」の意。

心房粗動：心房が約300／分の周期で規則的に収縮《しゅうしゅく》する不整脈。心房の細かな収縮が、心電図ではノコギリの歯のような波形となって描き出される。原因となるリエントリーが生じる部位により、通常型心房粗動と非通常型心房粗動に分けられる。→ P.92

Angina Pectoris

Angina は「絞《こう》やく感」、Pectoris は「胸」の意。

狭心症：冠動脈《かんどうみゃく》に狭窄《きょうさく》が生じることで心筋《しんきん》に供給される血液が不足し、胸痛《きょうつう》などの症状が現れる。労作性《ろうさせい》狭心症、安静時狭心症、安定狭心症、不安定狭心症などのタイプがある。→ P.108

asystole

asystole は「心静止《しんせいし》」のこと。

心静止：心臓から電気刺激が発生しなくなった状態。心電図はフラットな状態が続く。→ P.62

Brugada Syndrome

Brugadaはこの病気を発見した医学者の名前。

ブルガダ症候群： 遺伝子異常が原因と考えられている心疾患。心室細動を引き起こして、突然死を招くこともある。➔ P.114

Myocardial Infarction

Myocardialは「心筋《しんきん》の」、Infarctionは「梗塞《こうそく》」の意。

心筋梗塞： 動脈硬化などで冠動脈が完全に詰まり、その血管が血液を供給していた領域の心筋が壊死《えし》してしまう。発症からの時間により、急性心筋梗塞、亜急性心筋梗塞、陳旧性心筋梗塞に分けられる。➔ P.110

PAC（Premature Atrial Contraction）

Prematureは「早発《そうはつ》の」「期外《きがい》の」、Atrialは「心房《しんぼう》」、Contractionは「収縮《しゅうしゅく》」の意。

心房期外収縮： 洞調律よりも早いタイミングで洞結節以外の心房から電気刺激が発生し、それによって拍動《はくどう》が起こる不整脈。正常より早いタイミングでQRS波が出現する。➔ P.78

PEA（Pulseless Electrical Activity）

Pulselessは「脈がない」、Electrical Activityは「電気活動」の意。

無脈性電気活動： 心電図によって心臓の電気活動は確認できるが、心臓の拍動は起こらず、脈が失われた状態のこと。➔ P.64

PSVT（Paroxysmal Supraventricular Tachycardia）

Paroxysmalは「発作性の」、Supraventricularは「上室性《じょうしつせい》」、Tachycardiaは「頻拍《ひんぱく》」の意。

発作性上室頻拍： 心房や房室結節などでリエントリーが生じることで起こる頻脈性の不整脈。主なものに房《ぼう》室回帰《しつかいき》性頻拍《せいひんぱく》、房室結節《ぼうしつけっせつ》リエントリー性頻拍《せいひんぱく》などがある。➔ P.96

PVC（Premature Ventricular Contraction）

Prematureは「早発《そうはつ》の」「期外《きがい》の」、Ventricularは「心室《しんしつ》」、Contractionは「収縮《しゅうしゅく》」の意。

心室期外収縮： 洞調律よりも早いタイミングで心室から電気刺激が発生し、それによって拍動が起こる不整脈。正常より早いタイミングで幅の広いQRS波が出現する。➔ P.80

SSS（Sick Sinus Syndrome）

Sickは「病気の」「不全《ふぜん》の」、Sinusは「洞結節《どうけっせつ》」、Syndromeは「症候群」の意。

洞不全症候群： 洞結節が正しく機能しなくなることで起こる徐脈性の不整脈。Ⅰ群（単純な洞性徐脈）、Ⅱ群（洞停止《どうていし》・洞房ブロック）、Ⅲ群（徐脈頻脈症候群）に分類されている。➔ P.84

TdP（Torsade de Pointes）

Torsadeは「ねじれ」、Pointesは「とがった波形」の意。

トルサー・ド・ポアンッ： QRS波が不規則に現れる多形性心室頻拍の一種。多くは非持続性ですぐに治まるが、心室細動に移行して生命に関わることもある。➔ P.60

VF（Ventricular Fibrillation）

Ventricularは「心室《しんしつ》」、Fibrillationは「細動《さいどう》」の意。

心室細動： 心室がけいれんする状態におちいるため、心臓のポンプ機能が失われる。心電図には、形のくずれたQRS波が無秩序に現れる。➔ P.52

VT（Ventricular Tachycardia）

Ventricularは「心室《しんしつ》」、Tachycardiaは「頻拍《ひんぱく》」の意。

心室頻拍：心室内で電気刺激が発生することで起こる頻脈性の不整脈。幅の広いQRS波が連続して出現する。非持続性心室頻拍、持続性心室頻拍、単形性心室頻拍、多形性心室頻拍という4つの種類がある。
→ P.56

WPW Syndrome（Wolff-Parkinson-White Syndrome）

Wolff、Parkinson、Whiteは、この病気を発見した医学者の名前。

WPW症候群：正常な刺激伝導系と、ケント束《そく》という副伝導路《ふくでんどうろ》の両方を通って、電気刺激が伝わってしまう病気。発作性上室頻拍などの不整脈が起きることがある。→ P.112

監修者プロフィール

池田《いけだ》 隆徳《たかのり》（東邦大学 教授）

1986年	東邦大学医学部卒業
1993年	東邦大学医学部第三内科 助手
1994年～96年	米国シーダス・サイナイ医療センター＆UCLA留学
2002年	杏林大学医学部第二内科 講師
2005年	杏林大学医学部第二内科 助教授（准教授）
2010年	杏林大学医学部第二内科 教授
2011年	東邦大学大学院医学研究科循環器内科学 教授
	東邦大学医学部内科学講座循環器内科学分野 教授
2012年	東邦大学医療センター大森病院 循環器センター長

専門分野：循環器内科学、心臓電気生理学、不整脈学、心電図学

学会役職：日本循環器学会（理事）、日本不整脈心電学会（理事）、日本心臓病学会（代議員）、American College of Cardiology（FACC）、European Society of Cardiology（FESC）、International Society of Electrocardiology（理事）、International Society for Holter and Noninvasive Electrocardiology（理事）など。

受賞歴等：医科学応用研究財団日本心電学会論文賞、日本内科学会認定内科専門医会研究奨励賞、Cedars-Sinai Fellowship Award（1st Prize）、Prof.T-L Wu Foundation Award、文部科学省科学研究費、厚生労働省循環器病研究費などを多数獲得。

Staff

●**執筆協力**　水城昭彦

●**デザイン＆ＤＴＰ**　田中小百合（osuzudesign）

●**マンガ・キャラクターイラスト**　井田やす代

●**本文イラスト**　はやしろみ

●**編集協力**　パケット

●**本書に関するお問い合わせ**

本書に関するお問い合わせは、①書名、②発行年月日の２つを明記のうえ、次の読者質問係まで郵便または電子メールにてお願いいたします。電話によるお問い合わせ、また本書の範囲を超えるご質問等にはお答えできません。あらかじめご了承ください。

＜読者質問係＞　〒101-0044 東京都千代田区鍛冶町 2-7-3 稲垣ビル 7F
有限会社パケット『いちばん親切なモニター心電図の読み方』読者質問係
電子メール shitsumon@paquet.jp

いちばん親切な モニター心電図の読み方 新版

2024年３月25日　初版発行

監修者　池田隆徳
発行者　富永靖弘
印刷所　公和印刷株式会社

発行所　東京都台東区 台東２丁目24　株式会社 新星出版社
〒110-0016　☎03（3831）0743

Ⓒ SHINSEI Publishing Co., Ltd.　Printed in Japan

ISBN978-4-405-01279-0